JN047332

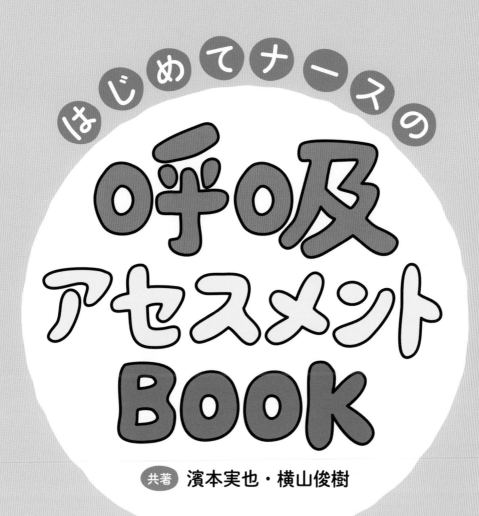

はじめてナースの 呼吸アセスメントBOOK

共著 濱本実也・横山俊樹

＼ イラストで呼吸生理の基礎から ／
みえる！ つながる！ 強くなる！

南江堂

はじめに

「呼吸の変化は急変のサイン！」こんな言葉、聞いたことありませんか？

呼吸は、突然死以外のほとんどの疾患で「代償性に変化」します。つまり体の機能が低下したとき、これを補おうと呼吸は頑張って変化する…という性質をもっているのです。ですから、患者が呼吸器疾患を患っていなくても「呼吸状態をアセスメントする」ことは、状態の悪化を予測する、あるいは急変に気づくために、非常に重要だといえます。一方で、臨床では「どうして呼吸数が増えているの？」「呼吸困難を訴えているけど、どう対応したらいい？」など、私たちを悩ませる頻度が高いのも「呼吸アセスメント」かもしれません。

呼吸をアセスメントするためには、解剖生理や検査データなどの基礎知識をアセスメントにつなげることが必要ですが、これが結構、むずかしい。解剖はなんとか暗記できても、生理機能が難解で、また専門用語もいっぱいで、私自身も苦労したことを覚えています。けれど、体の中をイメージしながら、所見と症状を紐づけていくことができれば、患者に起こっている変化が「みえる！」ことがあります。さらに、検査データを少しだけ読むことができれば、何が起こっているのか、どう対応すればいいのかまでも「つながる！」ことがあるのです。わかれば「おもしろい！」のも、呼吸アセスメントといえるでしょう。

そこで、本書では「ビジュアル」でしっかりイメージし、「わかりやすいたとえ」で理解を深め、「ここだけは知ってほしい」大切な知識をギュギュッと絞り込んで学べるよう、図表やフローチャート、一言アドバイスなどをふんだんに盛り込みました。どこから読み始めても、解剖や生理の基礎にたどり着けるよう、また体の中で何が起こっているのかをいつもイメージできるよう、解説も工夫しています。

本書を手にとってくださった皆様が、呼吸アセスメントに「強くなる！」ことを、そしてその知識が患者ケアの向上につながることを、願っています。

最後に、本書の刊行にあたり、企画から編集作業にいたるまで、丁寧かつ辛抱強く対応してくださった南江堂の赤田早紀氏にお礼申し上げます。

2021 年 9 月

濱本　実也

横山　俊樹

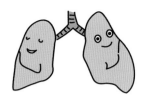

もくじ

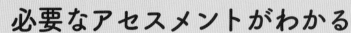

ベーシック編

臨床で起こる現象を呼吸生理から考えてみよう
➡ **必要なアセスメントがわかる**

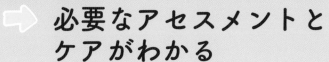

アドバンス編

疾患（病気）のしくみを呼吸生理から考えてみよう
➡ 必要なアセスメントと
ケアがわかる

番外編1

酸素療法中の患者がわかる

番外編2

人工呼吸中の患者がわかる
（機械で呼吸をモニターする）

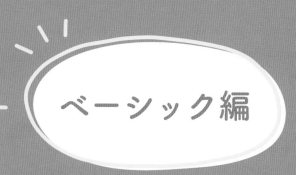

ベーシック編

臨床で起こる現象を
呼吸生理から考えてみよう

必要な
アセスメントが
わかる

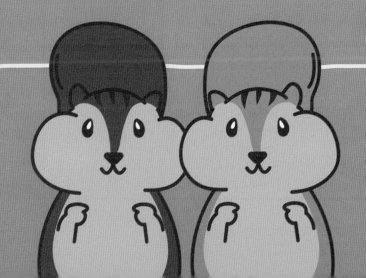

第0章 臨床症状とアセスメント

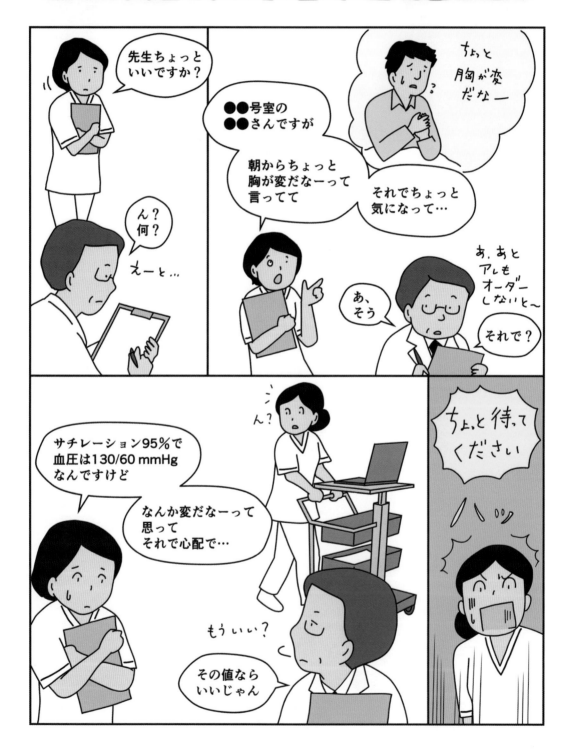

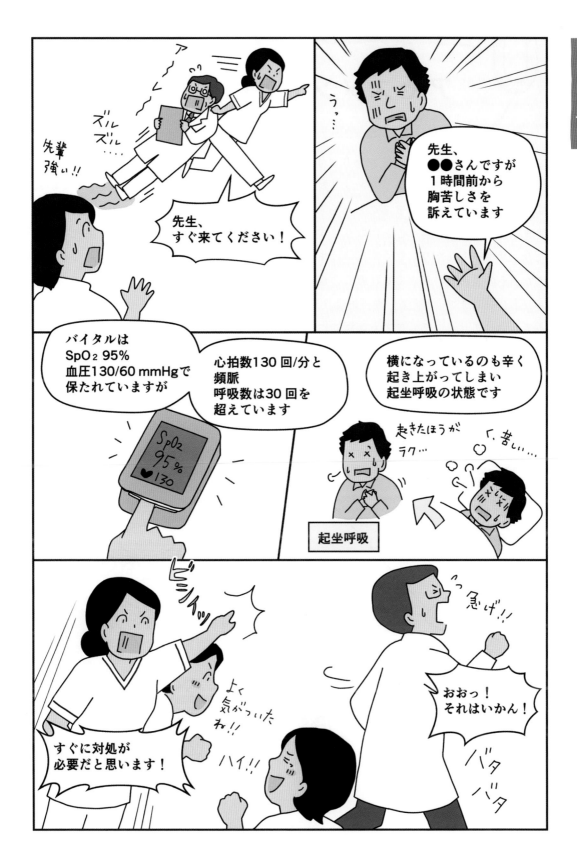

0 アセスメントとは？

　アセスメント、という言葉があります。医療の世界ではよく使う言葉ではありますが、辞書を紐解くと、アセスメントとは「対象を客観的に調査、評価すること」とされています。医療の世界で対象とするのはもちろん「病気」であり、「病気になった人＝患者」とさまざまな形で向き合うことになります。病気を治さなくてはいけませんし、患者を助けたり、サポートしたりしなくてはいけません。そのためにもその「病気」がどんなものなのか、その「患者」がどんな状態なのかよく知っておく必要があります。ここで「アセスメント」をします。「病気」や「患者」を思い込みで判断してはいけませんし、感情的にみてもいけません。あくまでも客観的にみて、どのような状況・状態なのか評価・判断する必要があるのです。これを「アセスメント」といいます。

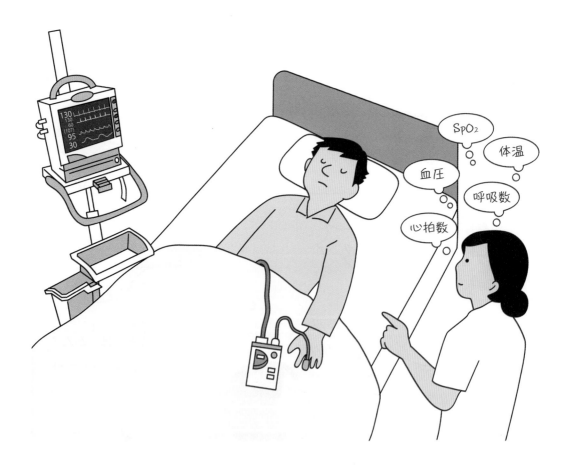

　では、具体的にどんな「アセスメント」をするのでしょうか？　その「病気」や「患者」をぼーっと眺めているだけではアセスメントにはなりません。もっとその病気や患者を立体的にとらえ、そこで何が起こっているのかちゃんと理解しなくてはいけないのです。つまり、その病気や患者が、どんな症状になっているのか、どんな身体所見になっているのか、起こっていること自体を客観的に観察することが大切です。そのなかで、まず大切にしてほしい観察点として「バイタルサイン」と「フィジカルアセスメント」の2点をあげたいと思います。

　また、単にこれら起こっていることの観察ができるだけではダメです。観察してみえてきたさまざまなことが、どんな医学的背景から起こっているのか、理解することが重要です。具体的にはその徴候の背景として、どのような解剖・生理・器質的な異常が起こっているのか、考察することができなくてはいけません。そのためには、さまざまな疾患・病態の基本的な知識をきちんと理解しておき、そこで起こっている患者さんの徴候を適切に当てはめなくてはいけないのです。このような医学的理解の結果が「アセスメント」という形になってくるわけですが、さらにその「アセスメント」をもとにして、どのように介入していくかという点も重要です。治療手段や看護アプローチもさまざまですが、それぞれが適切なアセスメントに基づいて行われるべきです。つまり、「患者の症状」と「解剖・生理・器質的な異常」と「アセスメント」、そして「治療や看護」がちゃんとつながっている必要があります。本書では特にこのつながりを大事にして解説していきます。

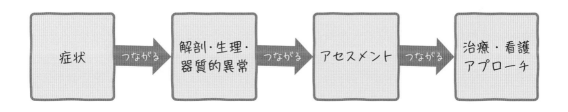

1 「バイタルサイン」と 「フィジカルアセスメント」

どのように観察するか、というところで、「バイタルサイン」と「フィジカルアセスメント」が重要と説明しました。まずはこれらを理解しましょう。

A バイタルサイン

バイタルサインとは英語で表記すると vital signs であり、vital（生命）と signs（徴候）という直訳から生命徴候といわれています。生体が生存していくために、必要な基本的生理機能を保持していることを示す指標ですが、一般的には「血圧」「脈拍数（心拍数）」「体温」「呼吸数」の 4 項目を指します。最近では酸素飽和度（SpO_2）も含むことが多いですし、救急医療などではこれに意識状態や尿量なども含む場合があります。われわれヒトが何かの病気などで身体が侵された場合、バイタルサインは生命の危機的状況にすぐに反応するサインであるため、何か起こった際にまず異常として示されます。バイタルサインとは急性の症状であり、生命の危機を示す値です。逆にいえば、バイタルサインの異常が起こっていなければそれほど緊急事態ではない、と考えることもできます。

また、バイタルサインはさまざまな項目をみることが大切です。1 つでも異常な項目があれば、それは何かおかしなことが起こっている、ということです。バイタルサインの項目同士が互いに補いあっています。たとえば、「血圧低下➡心拍数上昇で補う」とか「SpO_2低下➡頻呼吸で補う」といった反応が人間の体の中で起こっています。とすると、一見 SpO_2 や血圧が安定していたとしても、呼吸数や心拍数が上昇している状態、というのは「これから何かが起こりそうな、起こりつつある状態」を示しているのです。もうすでに何かが始まってしまっている状態なのかもしれません。まさに本章の冒頭のマンガのような状況ですね。これら見落としがちな「心拍数」や「呼吸数」の異常に気づくことができるかどうかが、とても重要です。

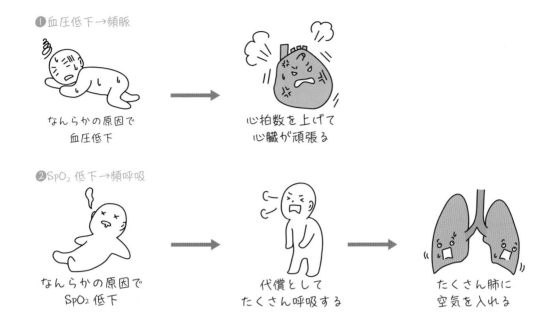

①血圧低下→頻脈

なんらかの原因で
血圧低下

心拍数を上げて
心臓が頑張る

②SpO₂ 低下→頻呼吸

なんらかの原因で
SpO₂ 低下

代償として
たくさん呼吸する

たくさん肺に
空気を入れる

B フィジカルアセスメント

　一方、フィジカルアセスメントは身体所見のことです。なんらかの病態が起こった場合、ヒトの体はまず治癒しようとするわけですが、うまくいかない場合、ヒトはその病態と共存しようとします。その結果起こることが身体所見となります。つまり代償ですね。急性期ではバイタルサインの異常が起こりますが、徐々に慢性期に移行するにつれ、代償されてくることによりバイタルサインは徐々に正常化し、代わりに身体所見の異常が顕在化してきます。

　たとえば、低肺機能をきたす病態が起こった場合、通常は呼吸数が上昇し、SpO₂ が低下します。しかしこれが長期化してくると低肺機能が存在する状態に徐々に人体が適合し、ほかの機能を用いることで代償します。たとえば肺機能を別のもので補うため呼吸補助筋が発達してきます。こういった変化が起こることで代償できると、バイタルサインは可能な範囲でより正常に近くなってきます。

　これら「バイタルサイン」と「フィジカルアセスメント」をそれぞれに評価することで、患者に起こっていることがどのような時間経過、すなわち「急性期の状態」なのか「慢性期の状態」なのかを把握することが可能となります。

　もちろん、それぞれの疾患や病態において特有のフィジカルアセスメントも必要です。その患者がどんな状態なのか、よく理解するためにはフィジカルアセスメントを丁寧に行うことがとても重要ですよね。

2 どうやって アセスメントする？

　具体的にアセスメントするための方法はさまざまですが、通常はまず全体像を把握し、その後に個々の問題をとらえていくとよいでしょう。

A　その1

　まずアセスメントすべきは「バイタルサイン」と「ぱっと見」の2つです。起こっている病態や疾患がいかに急を要するものなのか、判断が必要です。バイタルサインの異常が起こっている場合には緊急性があり、すみやかに対処を行うべきです。もう1つは「ぱっと見」です。全体の雰囲気や顔色など言葉では言い表せないなんとなくの雰囲気、を冷静に観察することが大事です。細かな数値や所見の前に、「いかにも苦しそう」とか「なんだか元気がない」といった所見をはじめに感じるセンスが重要です。経験の少ない医療者には冷静にとらえにくい点ではありますが、ぜひ意識して初見の様子を全体像としてとらえるようにしましょう。

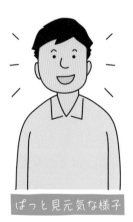

ぱっと見元気な様子

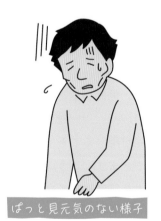

ぱっと見元気のない様子

B　その2

　その次にアセスメントするべきは、患者の主訴にかかわることです。患者が何をもっとも訴えているのか、何をもっとも問題としているのか、しっかりと考えましょう。患者の訴えが胸痛なのか、胸苦しさなのか、それとも胸やけなのか、きちんと見分けることが大

切です。それによって考えるべき疾患や病態は大きく変わってきます。

C　その3

　最後に細かな所見を1つひとつとっていくことです。見逃しがちな副所見をしっかり押さえておくことが重要でしょう。

　これら患者から得られた情報を医学的に整理し、どのような解剖・生理の異常なのか、判断することが大切です。またそれに基づいてどのような対処をしていくのか考えましょう。

3 呼吸アセスメントとは？

　呼吸アセスメントとは、文字どおり呼吸をアセスメントすることなのですが、具体的には「どのような呼吸状態なのか」「どんな呼吸をしているのか」「そもそもちゃんと呼吸ができているのか」など、さまざまな点について呼吸をアセスメントすることになります。呼吸を障害する病気、呼吸器疾患をみるにあたっては当然、呼吸アセスメントが重要なのは理解できると思います。

　ですが、実は呼吸の病気以外でも呼吸アセスメントは重要です。たとえば、敗血症において呼吸数のカウントは必須ですし、心不全が悪化すれば肺水腫が起こります。中枢性疾患などで意識障害をきたした場合には、気道確保を行い、呼吸を観察します。さまざまな重症疾患において、呼吸を観察、アセスメントすることは非常に重要です。

　そこで本書では、まず「呼吸って何？」というところから勉強していきたいと思います。呼吸とは息をすること、だけではなく、息をすることによって酸素を取り込み、血液循環を通じて酸素をさまざまな末梢組織に届け、そして細胞内のミトコンドリアで酸素を使ってエネルギー産生を行う、という一連の流れまでを指します。

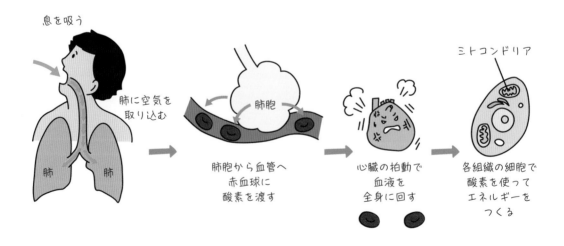

息を吸う

肺に空気を取り込む

肺

肺

肺胞

肺胞から血管へ赤血球に酸素を渡す

心臓の拍動で血液を全身に回す

ミトコンドリア

各組織の細胞で酸素を使ってエネルギーをつくる

どうしても呼吸というと息をすることだけにとらわれがちですが、吸い込んだ酸素がちゃんと末梢組織まで届けられ、そして適切にエネルギー産生がなされるところまでがうまくいっていなければ、ヒトは生命維持をすることができません。また、この酸素運搬/消費の活動のどこかが障害されると、十分に酸素供給されなくなり、結果的に息をする活動が過剰に反応したりします。頻呼吸ですね。このため、重症患者において呼吸をみることは生命維持において重要なアセスメントとなります。

　本書では、「呼吸アセスメント」についてさまざまな点について説明していきます。総論的な内容はここまでにして、いろんな患者のアセスメントについて学んでいきましょう。

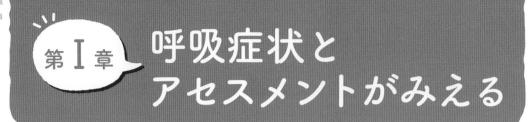

第Ⅰ章 呼吸症状とアセスメントがみえる

0 呼吸生理と解剖のキホン

 A 呼吸器の構造と特徴

❶ 気道

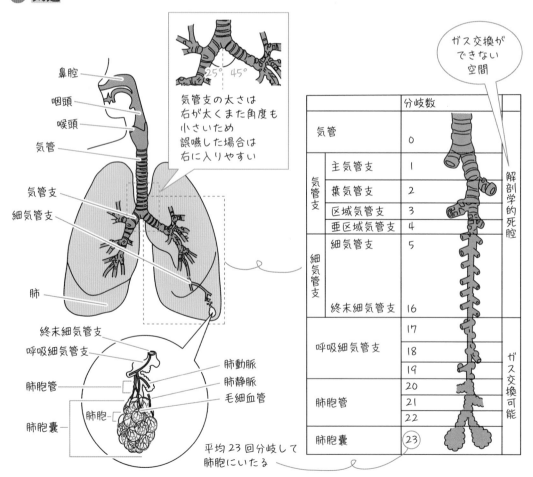

		分岐数	
気管		0	解剖学的死腔
気管支	主気管支	1	
	葉気管支	2	
	区域気管支	3	
	亜区域気管支	4	
細気管支	細気管支	5	
	終末細気管支	16	
呼吸細気管支		17	ガス交換可能
		18	
		19	
肺胞管		20	
		21	
		22	
肺胞嚢		23	

鼻腔
咽頭
喉頭
気管

気管支の太さは右が太くまた角度も小さいため誤嚥した場合は右に入りやすい

気管支
細気管支

肺

終末細気管支
呼吸細気管支

肺動脈
肺静脈
毛細血管

肺胞管

肺胞
肺胞嚢

平均23回分岐して肺胞にいたる

ガス交換ができない空間

② 肺（前面、側面、後面）

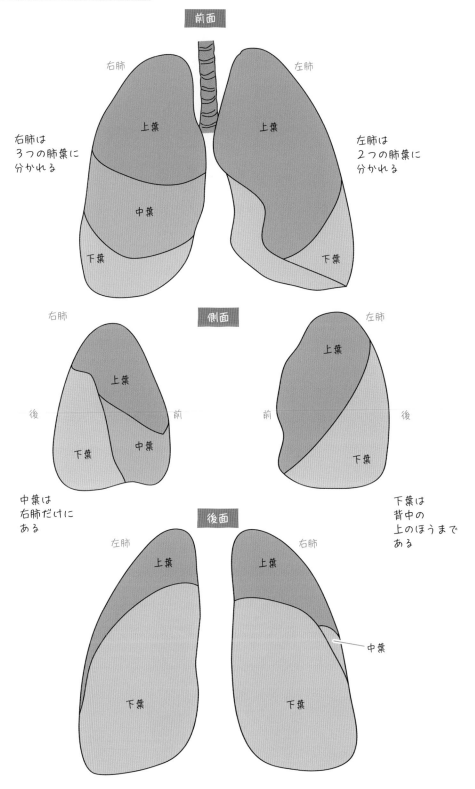

前面

右肺　　　　　　　　　　　　　　左肺

上葉　　　　　　　上葉

右肺は
3つの肺葉に
分かれる

左肺は
2つの肺葉に
分かれる

中葉

下葉　　　　　　　　　　　　　　下葉

側面

右肺　　　　　　　　　　　　　　左肺

上葉

上葉

後　　　　　　　前　　　前　　　　　　　後

下葉　　　中葉　　　　　　　　下葉

中葉は
右肺だけに
ある

下葉は
背中の
上のほうまで
ある

後面

左肺　　　　　　　　　　右肺

上葉　　　　　上葉

中葉

下葉　　　　　　　　下葉

③ 胸郭と胸腔

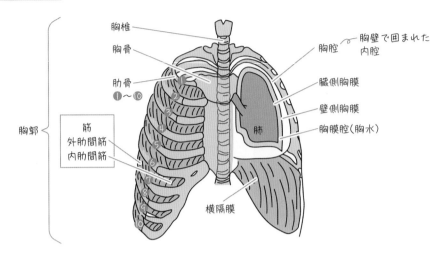

胸椎
胸骨
肋骨
①〜⑩

胸郭

筋
外肋間筋
内肋間筋

胸腔 ── 胸壁で囲まれた内腔
臓側胸膜
壁側胸膜
胸膜腔(胸水)
肺

横隔膜

④ 呼吸筋と補助呼吸筋

呼吸にかかわる筋群は、大きく2つに分けられます。正常安静呼吸にかかわる筋群と、努力呼吸にかかわる筋群です。

1) 正常安静時の吸気は、70〜80%が横隔膜の収縮によって行われます。外肋間筋も20〜30%程度かかわっています。

2) 努力呼吸は、補助呼吸筋を使って行われます。吸気時には胸鎖乳突筋、前斜角筋、中斜角筋、後斜角筋を使い、呼気時には内肋間筋、外腹斜筋、内腹斜筋、腹直筋などを使います。

●呼吸筋と補助呼吸筋

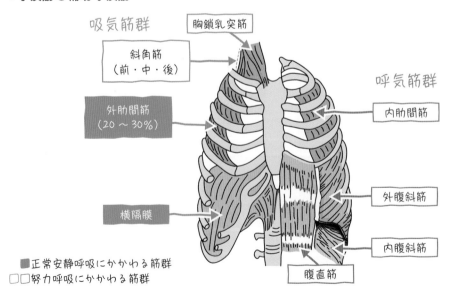

吸気筋群
胸鎖乳突筋
斜角筋
(前・中・後)
外肋間筋
(20〜30%)
横隔膜

呼気筋群
内肋間筋
外腹斜筋
内腹斜筋
腹直筋

■ 正常安静呼吸にかかわる筋群
□□ 努力呼吸にかかわる筋群

⑤ 呼吸運動（肺が膨らんだりしぼんだりする）のしくみ

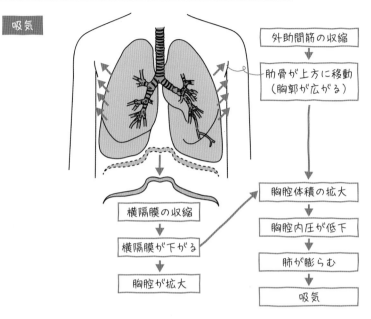

吸気

| 外助間筋の収縮 |
| 肋骨が上方に移動（胸郭が広がる） |

| 横隔膜の収縮 |
| 横隔膜が下がる |
| 胸腔が拡大 |

| 胸腔体積の拡大 |
| 胸腔内圧が低下 |
| 肺が膨らむ |
| 吸気 |

　たとえば、慢性閉塞性肺疾患（chronic obstructive pulmonary disease：COPD）の患者の場合、横隔膜が平坦化しているため横隔膜を有効に使うことができません（横隔膜を収縮させて胸腔を拡大することができません）。患者は、胸鎖乳突筋を収縮させて、胸郭を上に引き上げることで、広げようとします。

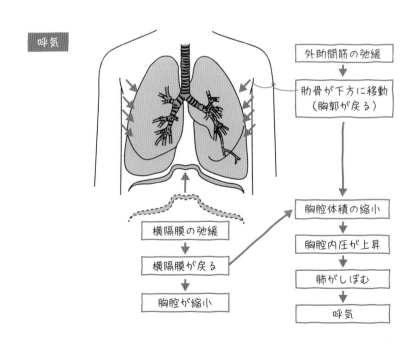

呼気

| 外助間筋の弛緩 |
| 肋骨が下方に移動（胸郭が戻る） |

| 横隔膜の弛緩 |
| 横隔膜が戻る |
| 胸腔が縮小 |

| 胸腔体積の縮小 |
| 胸腔内圧が上昇 |
| 肺がしぼむ |
| 呼気 |

B｜呼吸の調節

呼吸は、3つの働きによって調整されています。

呼吸中枢は、①大脳皮質、②化学受容体、③伸展受容体などによる、さまざまな刺激を受け、呼吸を調整しています。

●呼吸を調節する3つの働き

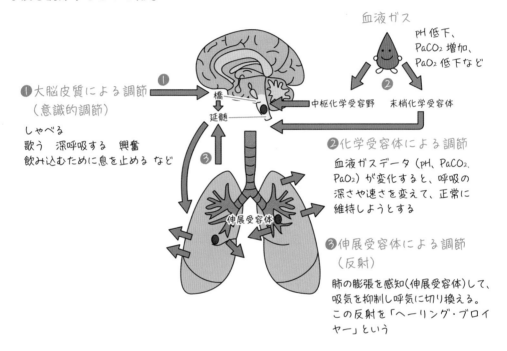

血液ガス

pH低下、
$PaCO_2$ 増加、
PaO_2 低下など

❶大脳皮質による調節
（意識的調節）

しゃべる
歌う　深呼吸する　興奮
飲み込むために息を止める　など

橋
延髄

中枢化学受容野　　末梢化学受容体

❷化学受容体による調節

血液ガスデータ (pH、$PaCO_2$、PaO_2) が変化すると、呼吸の深さや速さを変えて、正常に維持しようとする

伸展受容体

❸伸展受容体による調節
（反射）

肺の膨張を感知(伸展受容体)して、吸気を抑制し呼気に切り換える。この反射を「ヘーリング・ブロイヤー」という

C｜内呼吸と外呼吸

酸素（O_2）を取り込み、二酸化炭素（CO_2）を排出することを「ガス交換」といいます。肺胞で行われるガス交換を「外呼吸」、細胞で行われるガス交換を「内呼吸」といいます。

酸素や二酸化炭素は、圧が高いところから低いところへ移動しますので、肺では酸素を取り込みやすく（二酸化炭素を排出しやすく）なるのです。

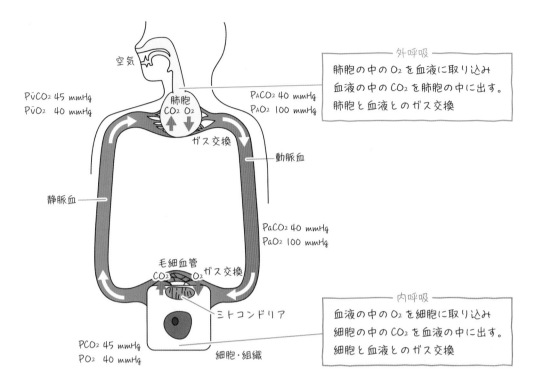

外呼吸
肺胞の中の O_2 を血液に取り込み
血液の中の CO_2 を肺胞の中に出す。
肺胞と血液とのガス交換

内呼吸
血液の中の O_2 を細胞に取り込み
細胞の中の CO_2 を血液の中に出す。
細胞と血液とのガス交換

空気

肺胞
CO_2 O_2

$P\bar{v}CO_2$ 45 mmHg
$P\bar{v}O_2$ 40 mmHg

$PaCO_2$ 40 mmHg
PaO_2 100 mmHg

ガス交換

動脈血

静脈血

$PaCO_2$ 40 mmHg
PaO_2 100 mmHg

毛細血管
CO_2 O_2 ガス交換

ミトコンドリア

PCO_2 45 mmHg
PO_2 40 mmHg

細胞・組織

● CO_2 と O_2 の分圧

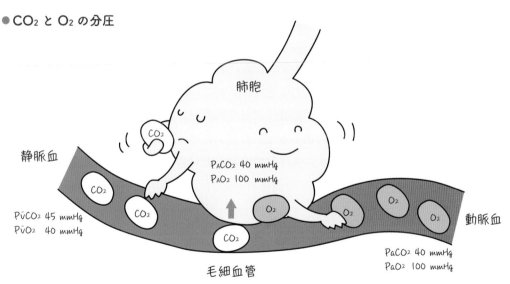

肺胞

静脈血

$P\bar{v}CO_2$ 45 mmHg
$P\bar{v}O_2$ 40 mmHg

$PACO_2$ 40 mmHg
PAO_2 100 mmHg

動脈血

$PaCO_2$ 40 mmHg
PaO_2 100 mmHg

毛細血管

D 低酸素血症の4つの成因

　ガス交換に異常があると、血液中に酸素を取り込めずに低酸素血症になります。また同じように、二酸化炭素を排出できなければ高炭酸ガス血症になってしまいます。これらの機序として、以下の4つがあげられます。

❶ 肺胞低換気

　「換気」は、外から空気を取り込み、肺内の空気の入れ替えを行うことをいいます。この換気、特にガス交換を行う肺胞部分の換気が低下した状態を、肺胞低換気といいます。空気の入れ替えができなければ、肺胞の中は酸素が少なく二酸化炭素がたまった状態になりますので、低酸素血症と高炭酸ガス血症になってしまいます。

●肺胞低換気

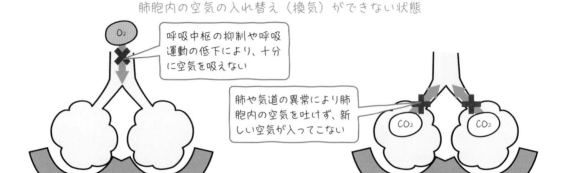

肺胞内の空気の入れ替え（換気）ができない状態

呼吸中枢の抑制や呼吸運動の低下により、十分に空気を吸えない

肺や気道の異常により肺胞内の空気を吐けず、新しい空気が入ってこない

❷ 拡散障害

　「拡散」とは、濃度（分圧）が高いほうから低いほうへ、均等になるまで物質が移動することをいいます。たとえば、透析ではこの原理によって、血液中の不要な物質を透析液へ移動させて除去しています。呼吸では、**拡散によって酸素と二酸化炭素が移動**します。外呼吸の場合は、肺胞と肺胞の毛細血管にあるヘモグロビンまでの間で、内呼吸では組織の毛細血管と細胞との間で拡散が起こります。外呼吸で拡散障害が起こると、低酸素血症になります。

●拡散障害

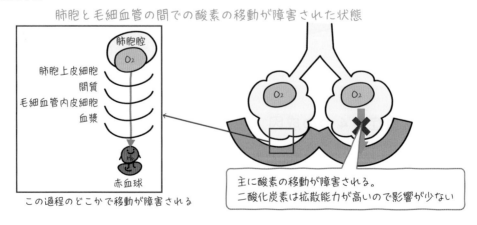

肺胞と毛細血管の間での酸素の移動が障害された状態

肺胞腔
O_2

肺胞上皮細胞
間質
毛細血管内皮細胞
血漿

赤血球

この過程のどこかで移動が障害される

主に酸素の移動が障害される。二酸化炭素は拡散能力が高いので影響が少ない

③ 換気血流比不均等

効果的にガス交換を行うためには、肺胞換気量や毛細血管の血流量が十分にあるだけでなく、そのマッチング（換気と血流の比）が非常に重要です。通常、換気が少ないところの血管は収縮し、このバランスを調整する働きがあります。肺疾患では、換気が非常に小さい肺胞や、血流が非常にわるい肺胞ができるため、低酸素血症になってしまいます。この、肺胞換気と血流量の均衡が崩れている（バランスがわるい）状態のことを、換気血流比不均等といいます。

●換気血流比不均等

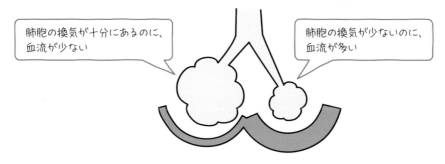

換気と血流のバランスがわるい状態

肺胞の換気が十分にあるのに、血流が少ない

肺胞の換気が少ないのに、血流が多い

④ シャント

肺胞の虚脱などにより、右心室からの血液がまったく換気されずに左心へ入る状態のことをシャントといいます。まったく酸素化されない血液（静脈血）が動脈血に混ざることになりますので、シャントの範囲が大きいほど、著しい低酸素血症になります。また、低酸素血症に対して酸素濃度を上げて投与しても、思うように酸素化が改善しないのも、シャントの特徴です。

●シャント

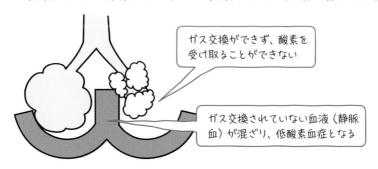

まったくガス交換できない肺胞があり、ガス交換されない血液が混ざる状態

ガス交換ができず、酸素を受け取ることができない

ガス交換されていない血液（静脈血）が混ざり、低酸素血症となる

判別のポイント

　低酸素血症は、①〜④の１つあるいは複数の障害が重なって起こります。それぞれの主な原因と特徴について**表1**にまとめます。

●表1　低酸素血症の４つの成因、アセスメント

	II型呼吸不全 ($PaCO_2 > 45$)	I型呼吸不全 ($PaCO_2 \leqq 45$)		
	肺胞低換気	拡散障害	換気血流比不均等	シャント
PaO_2	低下	低下、または 運動時のみ低下	低下	低下
$PaCO_2$	上昇	正常or低下	正常or低下	正常or低下
$A\text{-}aDO_2$	正常	上昇	上昇	上昇
100％酸素吸入時 のPaO_2	上昇	上昇	上昇	あまり改善が 期待できない
代表的な 疾患・病態	呼吸中枢抑制 COPD　喘息発作 気道狭窄	肺水腫 間質性肺炎 ARDS	間質性肺炎 ARDS	無気肺

ARDS：急性呼吸促迫症候群

患者の病態やガスデータから、さまざまなアセスメントができます。たとえば、「II型呼吸不全」では、$PaCO_2$が高く（>45 mmHg）、低酸素血症の成因に肺胞低換気があるわけです。また、無気肺がある患者は「シャント」の状態であり、酸素を投与しても PaO_2 の改善が乏しいことが予測されます

A-aDO₂ って、何？

　日本語では「肺胞気・動脈血酸素分圧較差」といい、肺胞の中の酸素分圧と動脈血の酸素分圧の差を示しています。

　肺胞内の酸素が動脈血にしっかりと取り込まれれば、この差はほとんどなくなります。つまり、**差が大きいほど（数字が大きいほど）ガス交換能力がわるい（低い）**ということがわかります。正常値は、酸素を吸っていない状態で **10 mmHg 以下**です。

$A\text{-}aDO_2：肺胞気・動脈血酸素分圧較差$
$= P_AO_2 - PaO_2$
$= (760 - 47) \times F_IO_2 - PaCO_2 / 0.8 - PaO_2$

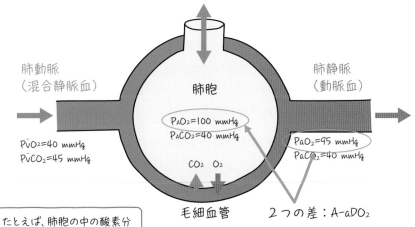

肺動脈
（混合静脈血）

$P\bar{v}O_2 = 40 \ mmHg$
$P\bar{v}CO_2 = 45 \ mmHg$

肺胞

$P_AO_2 = 100 \ mmHg$
$P_ACO_2 = 40 \ mmHg$

$CO_2 \quad O_2$

毛細血管

肺静脈
（動脈血）

$PaO_2 = 95 \ mmHg$
$PaCO_2 = 40 \ mmHg$

2つの差：A-aDO₂

たとえば、肺胞の中の酸素分圧（P_AO_2）が 100 mmHg で、ガス交換後の血液中の酸素分圧（PaO_2）が 95 mmHg だった場合、A-aDO₂ は、5（100-95）になります

1 呼吸数が増えるのはどうして？

呼吸数は、さまざまな原因で変化します。呼吸数が増えた患者をみたときに、「肺や気道など呼吸器系の問題だ」と決めつけて観察しないように注意しましょう。

A 呼吸数のみかたと頻呼吸

呼吸数を測定するときには、なるべく患者に呼吸を意識させないこと、安静時の呼吸を確認すること、1分以上しっかりと観察することが大切です。また、観察の際には、気道をきちんと空気が通っているのか、胸郭は動いているのかも併せて確認するようにしましょう。「数」の確認も大事ですが、「質」の確認はもっと大事なのです。

呼吸は、息を吸う（吸気相）、ちょっと止まる（転換点）、息を吐く（呼気相）、次に吸うまでのお休みの時間（休止期）の4つの相で構成されています。呼吸は、1呼吸ごとに変化しているのが普通です。**図1**に示した時間は、目安です。呼吸のたびに変化します。

たとえば、ひと呼吸が4秒前後だとすると、だいたい15回/分の呼吸はこれくらいの呼吸ということですね。

●図1　正常呼吸のリズム

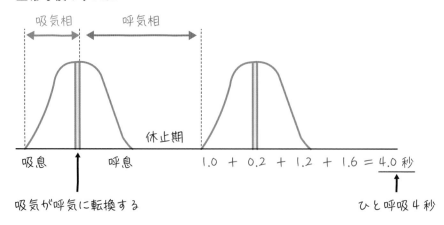

早く呼吸をするときには、まず休止期を減らして呼吸数を増やします。なるべく、吸ったり吐いたりする時間は、変えたくないですね。**図2**は、ギリギリまで休止期を減らした

呼吸を示していますが、この状態が呼吸数25回程度のときの呼吸です。

　では、これ以上呼吸数を増やしたいときにはどうすればよいのでしょうか？　もう吸気と呼気の時間を減らすしかありませんね。そのためには、補助呼吸筋を使わないと呼吸がむずかしくなります。**補助呼吸筋を使って、吸気時間も呼気時間も短くしてたくさん呼吸をする、これが頻呼吸の状態です。**

●図2　呼吸数が増えるときの変化

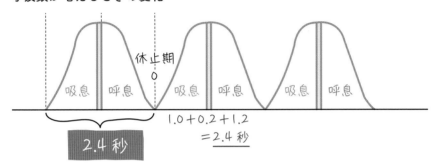

　緊急時に頻呼吸に気づく！

　呼吸数は1分以上しっかり確認してください。なぜなら、呼吸はゆらぐ（ひと呼吸ごとに異なる）のが普通だからです。でも、緊急時にはじっくりと観察することがむずかしい場合があります。頻呼吸をいち早く発見するためには、「休止期」を確認することが大事です。呼吸が早くなる際には、休止期を短くして調整しますので、**この休止期がないような呼吸をみたら、頻呼吸を疑いましょう！**

B　どうして呼吸数が増えた⁉

　呼吸数が増える原因となる疾患は、さまざまです。突然死以外のほとんどの疾患で、急変あるいは重症化したときには、呼吸数が変わる可能性があると覚えておいたほうがよいでしょう。呼吸数が増えるのは、危険なサイン（急変の前触れ）かもしれません。

① 代謝が亢進した

　発熱など、全身の代謝が亢進している場合には、酸素の消費と二酸化炭素の排出が増えます。私たちの体は呼吸数を増やして、多くの二酸化炭素を排出しようと変化します。酸

素の消費も増えるわけですから、十分な酸素化ができているのかも併せて確認しましょう。

❷ 代謝性アシドーシスに傾いた

　ショックや低酸素血症など、体内に酸性物質が増えると、血液の pH が酸性に傾くことを防ぐために呼吸が増えます。これを呼吸による代償反応といいます。詳細は、第 II 章「1 血液ガス分析はむずかしくない」（➡ p.38）を参照してください。

❸ 呼吸が障害されている

　呼吸によって取り込まれた酸素は、気道を通って肺胞に入り、ここでガス交換が行われ、再び同じ道を通って二酸化炭素が排出されます。この一連のどこかに問題（疾患や障害）がある場合には、換気効率が低下します。具体的には気道や気管支の狭窄、肺胞での拡散障害、呼吸運動の低下などです。生理的なメカニズムについては、本章「0 - D 低酸素血症の４つの成因」（➡ p.17）を参照してください。代表的な疾患としては、肺炎や肺水腫、間質性肺炎や喘息などがあります。

　酸素が取り込めずに動脈血酸素分圧が低下した場合には、呼吸数を増やして酸素をより多く取り込もうとします。また、二酸化炭素分圧が上昇した場合にも、呼吸数は増えます。

❹ 不安や緊張、痛みなど

　強い不安や緊張にさらされた場合にも、呼吸数は増えます。これは、みなさんも経験したことがあると思います。脈が速くなったり息が上がったりしますよね。ただしこの反応も、度が過ぎれば（過換気症候群など）対処が必要です。

2 努力呼吸ってどんな状態？

普段、私たちは息を吸うときも吐くときも、そんなに呼吸を意識していませんよね？　ところが、努力呼吸、つまり短い時間に頑張って吸ったり吐いたりするときには、補助呼吸筋を使って呼吸しますので、急に呼吸を意識することになります。この補助呼吸筋を使った呼吸を、努力呼吸といいます。

努力呼吸のときには、補助呼吸筋を使いますので、逆にいうと呼吸数が少なくても補助呼吸筋を使っていれば、努力呼吸だと判断することができますね。代表的な補助呼吸筋をもう一度確認しておきましょう（➡ p.14 の図参照）。

ところで、呼吸は「吸う」「吐く」の２つの相があるわけですが、どちらかが努力呼吸になることもあります。多くは、障害があるほうの相で補助呼吸を使います。つまり、息が吐きにくい場合には吐くときに補助呼吸筋を使い、吸いにくい場合には吸うときに補助呼吸筋を使うわけです。

臨床では、「補助呼吸筋を使用している相のほうに、障害があるのかも!?」というアセスメントができます。そのうえで、症状や吸気呼気の時間など、より詳細な観察を進めると、問題に気づきやすいと思います。

吸気か呼気の片方に障害がある場合、吸気呼気比が変化します。呼吸を観察する際には、吸気時間と呼気時間を観察し、どちらかが著しく延長していないか確認しましょう。

では、代表的な疾患をイメージしながら、もう少し詳しくみてみましょう。

❶ 息が吸いにくい（吸気時の努力呼吸）

息が吸いにくくなる代表的な疾患に「上気道狭窄」があります。なんらかの理由で上気道内が狭くなり、息が吸いにくくなります。臨床では、気管挿管した患者が挿管チューブを抜いた後（抜管後）などに認めることがあります。抜管後の上気道狭窄は緊急度が高い（早く対応しなければ命にかかわる）ことがあるため、ここで症状を理解しておきましょう。

上気道狭窄の患者にみられる主な所見を**表1**にまとめます。表をよくみると、「吸気時」に異常が集中しているのがわかります。喘鳴も吸気時間の延長も呼吸困難も、吸気時に出現するわけですね。図にするとさらにわかりやすいと思います（**図1**）。吸気障害があるのかな？と思ったら、吸気の異常がないかしっかりと観察をしましょう。

このような症状を認めた場合には、すみやかに医師に報告しましょう。また、急激に悪化する可能性がありますので、患者を継続的に観察するようにしましょう。

●表1　上気道狭窄の症状

☐ 呼吸困難（吸気時の困難）　　　　　☐ 嗄声（声がかすれる）

☐ 努力呼吸（吸気時の努力）　　　　　☐ 喘鳴（吸気時の喘鳴、頸部や口元で強く聞こえる）

☐ 吸気時間の延長　　　　　　　　　　☐ ストライダー（吸気時の副雑音）

☐ 補助呼吸筋　　　　　　　　　　　　☐ シーソー呼吸、奇異呼吸など
　　（胸鎖乳突筋など吸気筋群）の使用　　（いずれも胸郭下部が挙上しない）

●図1　吸気の異常

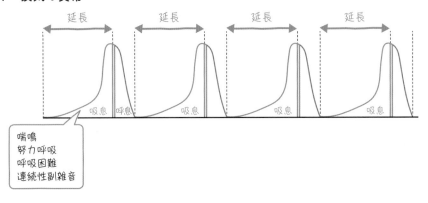

喘鳴
努力呼吸
呼吸困難
連続性副雑音

② 息が吐きにくい（呼気時の努力呼吸）

　息が吐きにくくなる代表的な疾患には「気管支喘息」があります。気管支喘息は、気管支の狭窄をきたす疾患で、特徴的な所見は呼気の延長や呼気時の喘鳴など、呼気時にあらわれます（**図2**）。

　疾患の詳細は、アドバンス編（➡ p.120）で確認してください。

●図2　呼気の異常

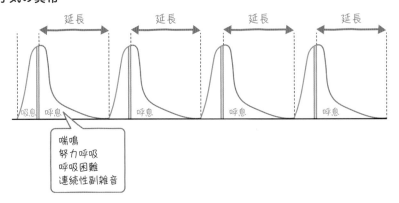

喘鳴
努力呼吸
呼吸困難
連続性副雑音

3 呼吸音が変化するのはなぜ？

呼吸音は、空気が気道を通るときに生じる乱流の音です。乱流の程度や左右差、異常な音などから、気道や胸膜の器質的な問題に気づき、また特徴的な病態を判断することができます。呼吸音は、聴診器の膜面を使って聴取します。

まず、呼吸音の聞き方のポイントを確認しておきましょう。

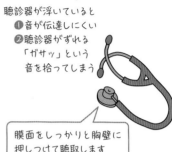

聴診器が浮いていると
❶音が伝達しにくい
❷聴診器がずれる「ガサッ」という音を拾ってしまう

膜面をしっかりと胸壁に押しつけて聴取します

① すべての場所を！

聴診器の膜面を、やや強めにあて、少なくとも1呼吸は確認します。また、前胸部、側胸部、背部と、もれなく聴診します。正常な呼吸音の種類と聴取部位を**図1**に示します。

●図1　呼吸音（狭義）の種類と聴取部位

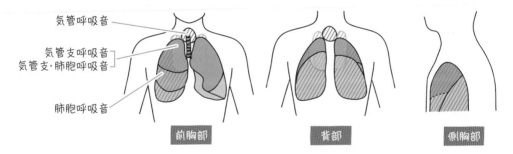

気管呼吸音
気管支呼吸音
気管支・肺胞呼吸音
肺胞呼吸音

前胸部　　　背部　　　側胸部

患者が臥位のときに背部を聴診する場合には、ベッドを押し下げ空間に聴診器を入れて確認してください。

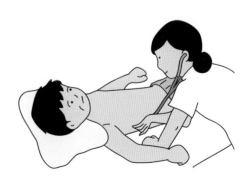

② 左右を比較！

無気肺、気胸、肺炎など、肺の部分的な異常に気づくためには、左右差を比較することが大切です。左は心臓部分を、背部は肩甲骨を避けて聴診すると音がわかりやすいです（**図2**）。

●**図2　聴診の位置と順序**

●心臓を避ける
●肩甲骨を避ける
●吸気と呼気で横隔膜の高さは異なる

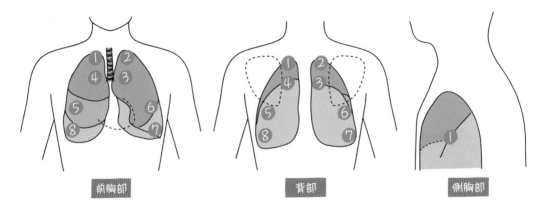

前胸部　　　　　背部　　　　　側胸部

③ 弱い場所はない？

呼吸音が弱くなる、あるいは消失する場合、①気道が閉塞し気道内で乱流が起こらない、②気道内の乱流が胸壁に伝わらない（肺と胸壁の間に何かがあり音の伝達を阻害している）などが考えられます。①は無気肺、②は胸水や気胸などが代表的です。

④ 異常音を聞き分ける！

異常音が聞こえたら、①連続した音（連続性ラ音）か、ブツブツと短い音（断続性ラ音）か判別します。また、②発生のタイミング（吸気性か呼気性か）、③聴取できる範囲を確認します。異常音の聴取範囲が広がっている場合、悪化徴候を示していることがあるので注意が必要です。

呼吸音は、正常で聞こえる「**呼吸音（狭義）**」と正常では聞こえない「**副雑音**」に分かれます。呼吸音の分類と特徴を**図3**にまとめました。それぞれの機序や代表的な疾患については p.30 ～ 31 を参照してください。

●図3　呼吸音の分類と特徴

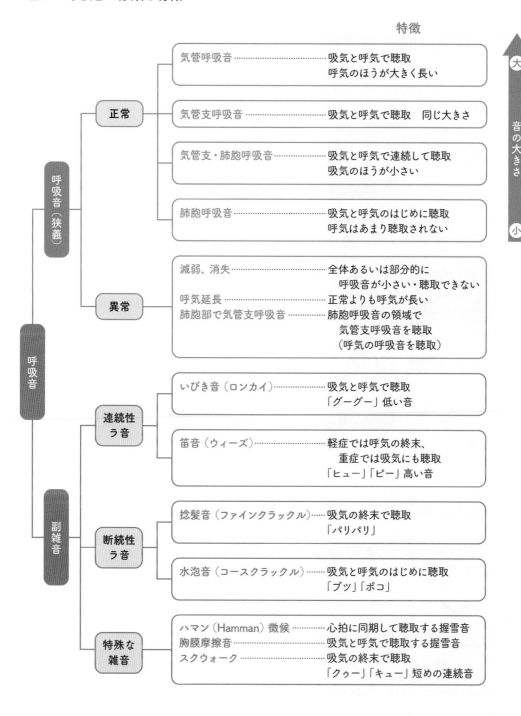

特徴

音の大きさ 大 → 小

正常		
気管呼吸音	……	吸気と呼気で聴取　呼気のほうが大きく長い
気管支呼吸音	……	吸気と呼気で聴取　同じ大きさ
気管支・肺胞呼吸音	……	吸気と呼気で連続して聴取　吸気のほうが小さい
肺胞呼吸音	……	吸気と呼気のはじめに聴取　呼気はあまり聴取されない

異常

- 減弱、消失 …………… 全体あるいは部分的に呼吸音が小さい・聴取できない
- 呼気延長 …………… 正常よりも呼気が長い
- 肺胞部で気管支呼吸音 …… 肺胞呼吸音の領域で気管支呼吸音を聴取（呼気の呼吸音を聴取）

連続性ラ音

- いびき音（ロンカイ）……………… 吸気と呼気で聴取「グーグー」低い音
- 笛音（ウィーズ）……………… 軽症では呼気の終末、重症では吸気にも聴取「ヒュー」「ピー」高い音

断続性ラ音

- 捻髪音（ファインクラックル）…… 吸気の終末で聴取「パリパリ」
- 水泡音（コースクラックル）…… 吸気と呼気のはじめに聴取「ブツ」「ポコ」

特殊な雑音

- ハマン（Hamman）徴候 ……… 心拍に同期して聴取する握雪音
- 胸膜摩擦音 ……………… 吸気と呼気で聴取する握雪音
- スクウォーク ……………… 吸気の終末で聴取「クゥー」「キュー」短めの連続音

（左側の分類）呼吸音 → 呼吸音（狭義）、副雑音

A　呼吸音（狭義）

　気道は、肺胞へいたるまでに複数に枝分かれします。分かれるにつれ徐々に気流の流速は遅くなりますので、音も小さくなっていきます。つまり、気管呼吸音よりも肺胞呼吸音のほうが小さく弱い音になるのが正常です。気流の著しい低下や伝達障害があると、呼吸音は減弱あるいは消失します。

● 図4　呼吸音（狭義）

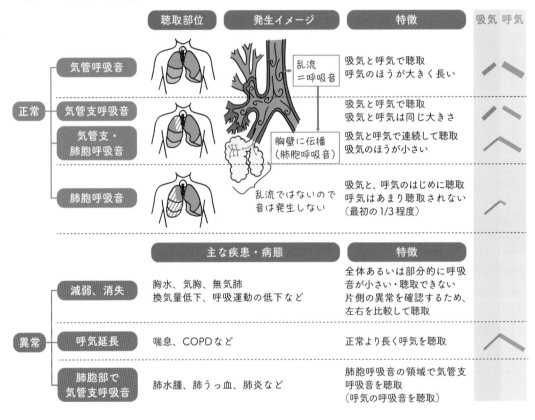

肺胞呼吸音は肺胞の音じゃないの!?

　肺胞呼吸音は、以前は肺胞で生じる音だと考えられていました。しかし、肺胞で乱流が生じることはほとんどなく、呼吸音は発生しないことがわかってきました。最近では、胸壁から離れた太めの気道で生じる音が胸壁に伝わって聞こえていると考えられています。

B 副雑音

　正常では副雑音を聴取することはありません。副雑音が聴取された場合には、胸郭内あるいは胸膜などになんらかの異常があると考えます。副雑音は、病態や疾患によって音の種類や聞こえるタイミングが異なります（**図5**）。

● **図5　副雑音**

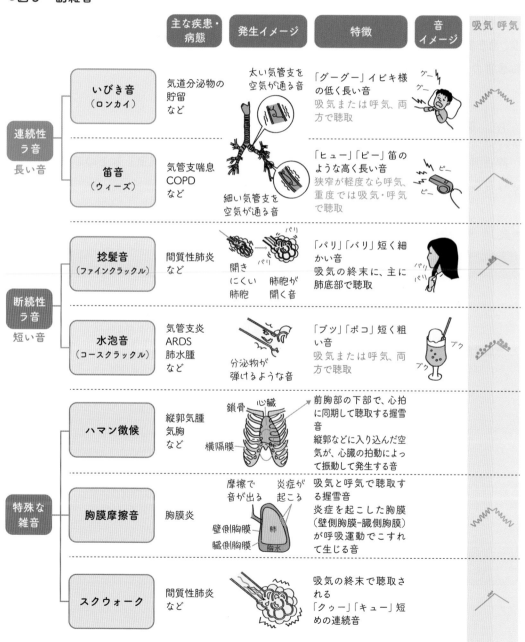

31

呼吸困難になるのは どうして？

A どんなときに「呼吸困難」っていうの？

　普段、私たちは無意識に呼吸をしています。これが、努力しなければ息ができなかったり、息をすることに苦痛を伴ったりした状態を、呼吸困難といいます。つまり、「呼吸困難」は患者の自覚症状です。

B 呼吸困難の原因

　呼吸困難はさまざまな疾患で起こります。原因が「肺」や「気道」などの呼吸器にあるとは限らないので注意しましょう（**表1**）。

●表1　呼吸困難の主な原因

	原因	病態
上気道の異常	気道内異物 咽頭浮腫・アナフィラキシー	上気道の狭窄
呼吸器系：肺、胸郭、胸膜の問題	気管支炎・喘息 肺炎・肺水腫 肺気腫・肺線維症 横隔膜挙上（腹水・過食）	気道・気管支狭窄 肺胞面積減少 伸展性減少 呼吸運動抑制
循環器系	心不全 心筋梗塞	うっ血・胸水 PaO_2低下
血液系	出血・貧血	酸素運搬能低下
内分泌代謝系	糖尿病・尿毒症	CO_2増加・アシドーシス
脳神経系	脳動脈硬化・脳腫瘍	呼吸中枢血流障害
筋骨系	重症筋無力症など	筋力の低下
情動性	ヒステリー・過換気症候群	大脳視床下部刺激
運動性	運動量増加	代謝の亢進

C 呼吸困難のアセスメント

呼吸困難の訴えがあったら、まずは問診で出現の時期を確認しましょう。また、随伴症状を確認することで、原因をある程度絞り込むことができます。

① 突然（数時間）の発症

短い時間に突然発症する呼吸困難で、緊急度が高く、ただちに対応が必要な場合が多いです。代表的な疾患は、気道内異物（誤嚥など）、アナフィラキシー、気管支喘息、自然気胸、肺塞栓・血栓症、心筋梗塞などです。

疾患をアセスメントする際に確認したい所見について、**表2**にまとめます。特徴的な所見を見逃さないようにしましょう。

● 表2　突然発症する呼吸困難の主な疾患と所見

疾患	特徴的所見		
	呼吸音	症状・所見	その他
上気道狭窄 気道内異物 アナフィラキシー	吸気時に「ゼイゼイ」「ヒューヒュー」頚部で聴取	吸気時の呼吸困難 喘鳴 SpO₂低下	アレルギー物質の投与の有無、直前の食事など状況を確認
気管支喘息	呼気時（重症化すると吸気と呼気）「ピーピー」	SpO₂低下 起坐呼吸 会話困難	既往歴
自然気胸	左右差あり（患側で減弱）	胸痛を伴うことも SpO₂低下、咳 患側の打診で鼓音 皮下気腫	やせ型の男性に多い
肺塞栓・血栓症	異常なし	SpO₂低下	長期安静後に起こりやすい DVTがあることが多い
心筋梗塞	肺うっ血がある場合、「ブクブク」	胸痛・胸部圧迫感 十二誘導心電図 心電図モニター	既往歴

DVT：深部静脈血栓症

② 急性（数日）の発症

数日かけて悪化し、呼吸困難になるような疾患もあります。慢性疾患の急性増悪などが代表的です。具体的には、慢性閉塞性肺疾患（chronic obstructive pulmonary disease：COPD）や間質性肺炎（interstitial pneumonia：IP）の急性増悪、肺炎や急性気管支炎、胸膜炎などです。

③ 慢性の発症

長く持続的に呼吸困難を伴う疾患により発症します。代表的な疾患は、COPD、IP、胸水、慢性心不全、塵肺などです。

慢性的に呼吸困難がある呼吸器疾患患者は、補助呼吸筋が発達していることが多いです。

D 呼吸困難の程度を評価する

呼吸困難は自覚症状ですが、悪化を見逃さないために評価ツールを使って客観的に把握します。

① MRC 息切れスケール（British Medical Research Council）（表 3）

息切れをスケールにして、呼吸困難度を評価します。世界的にもっとも使われている評価ツールです。0 ～ 5 の 6 段階で評価します。

② ヒュー・ジョーンズ（Hugh-Jones）分類（表 4）

体動時の行動能力を評価します。外来でも評価できますので、よく使われます。

③ 修正ボルグ（Borg）スケール（表 5）

呼吸リハビリテーションなどでよく使われます。

④ NRS（Numerical Rating Scale）（表 6）

呼吸困難の程度を 0 ～ 10 段階のどこに当てはまるかで評価します。

① ～ ③ のツールは、表を暗記しているか、表がなければ評価ができませんが、疼痛評価でもよく使用する NRS は、口頭で説明しても十分に理解と選択（評価）ができます。

●表 3　MRC 息切れスケール（British Medical Research Council）

Grade 0	息切れを感じない
Grade 1	強い労作で息切れを感じる
Grade 2	平地を急ぎ足で移動する、または緩やかな坂を歩いて登るときに息切れを感じる
Grade 3	平地歩行でも同年齢の人より歩くのが遅い、または自分のペースで平地歩行していても息継ぎのため休む
Grade 4	約100ヤード（92 m）歩行したあと息継ぎのため休む、または数分間、平地歩行したあと息継ぎのため休む
Grade 5	息切れがひどくて外出ができない、または衣服の着脱でも息切れがする

●表 4　ヒュー・ジョーンズ分類

1 度	同年齢の健常者とほとんど同様の労作ができ、歩行、階段昇降も健常者並みにできる
2 度	同年齢の健常者とほとんど同様の労作ができるが、坂、階段の昇降は健常者並みにはできない
3 度	平地でさえ健常者並みには歩けないが、自分のペースでなら 1 マイル（1.6 km）以上歩ける
4 度	休みながらでなければ50ヤード（46 m）も歩けない
5 度	会話、着物の着脱にも息切れを感じる。息切れのため外出ができない

●表5　修正ボルグスケール

0	感じない（nothing at all）
0.5	非常に弱い（very very weak）
1	やや弱い（very weak）
2	弱い（weak）
3	
4	多少強い（some what strong）
5	強い（strong）
6	
7	とても強い（very strong）
8	
9	
10	非常に強い（very very strong）

●表6　NRS（Numerical Rating Scale）

0　1　2　3　4　5　6　7　8　9　10

4

呼吸困難になるのはどうして？

どんなときに、どんな体位がいいの？

　体位によって、呼吸関連筋の使いやすさ、心臓への静脈血の戻りやすさ、換気と血流の
バランス（換気血流比）などが変化します。そのため、特に呼吸循環に問題がある患者で
は、体位を変えることによって、呼吸を少しでも楽にすることが重要です。意識があり、
体動に制限がない患者は、自ら体位を変え、安楽な体位をとります。安楽体位を維持する
ことは、呼吸状態を安定させるうえでも重要です。

A．側臥位

　片側に気胸や無気肺、胸水などがある患者では、患側を下にした体位をとることで、健
側肺への臓器や加重による圧迫が少なくなるため、横隔膜も動きやすくなり換気がしやす
くなります。

　逆に健側を下にすることで、健側への血流量が増え酸素化がよくなることもあります。
また、無気肺の患者が健側を下にすることは、痰のドレナージ*という点でも効果があり
ます。

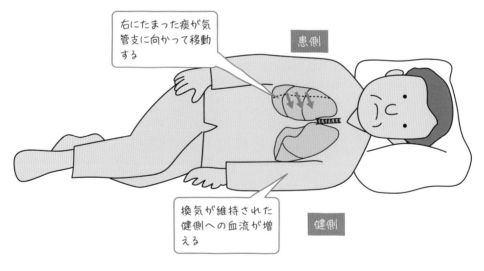

右にたまった痰が気
管支に向かって移動
する

患側

換気が維持された
健側への血流が増
える

健側

*ドレナージとは、重力を利用して痰が気管支に向けて移動するような体位をとることです。少ないエネルギー
　で効率よく、痰を喀出できます。

B. 起坐位

心不全や喘息の重症患者は、起坐位をとることが多いです。起坐呼吸によって呼吸状態が改善する理由としては、以下のことが考えられます。

・臥位に比べ静脈環流量が減少するため、肺うっ血が軽減する。

・臓器による圧迫が少なくなり、横隔膜が動きやすくなる。

・補助呼吸筋が動きやすくなる。

・前屈位により呼気がうながされる（呼気が改善する）。

図は、2種類の起坐呼吸を示しています。

心不全の患者は、静脈環流量が減少すれば楽になりますので、**図A**のようにベッドにもたれた起坐位でも楽になります。一方、喘息発作などでは呼気性の呼吸困難になりますので、**図B**のように呼気をうながす前屈姿勢をとることが多いです。

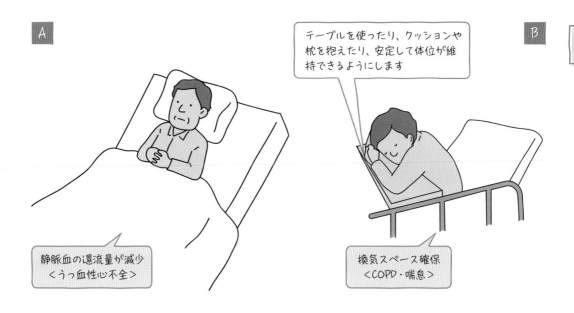

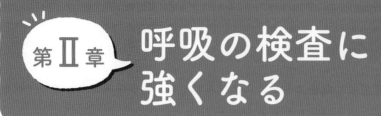

第Ⅱ章 呼吸の検査に強くなる

1 血液ガス分析はむずかしくない

● 表1　血液ガスデータからわかること

項目（名称）	基準値（単位）	意味
pH （水素イオン指数）	7.35 ～ 7.45	血液が酸性かアルカリ性かを判断する指標
$PaCO_2$ （動脈血二酸化炭素分圧）	35 ～ 45 （mmHg）	血液中に溶け込む二酸化炭素の量（圧） 換気の評価指標
PaO_2 （動脈血酸素分圧）	80 ～ 108 （mmHg）	血液中に溶け込む酸素の量（圧） 酸素化の評価指標
SaO_2 （動脈血酸素飽和度）	96 ～ 99 （%）	酸素と結合しているヘモグロビンの割合
HCO_3^- （重炭酸イオン）	22 ～ 26 （mEq/L）	血液中の重炭酸イオンの量
BE （ベースエクセス）	−2 ～ 2 （mmol/L）	代謝性酸塩基平衡の指標 塩基の過剰を示す
Hb （ヘモグロビン）	13 ～ 17 （g/dL）	血液1 dL中のヘモグロビンの量
AG （アニオンギャップ）	10 ～ 14 （mEq/L）	代謝性アシドーシスの原因検索の際に評価
Na^+ （ナトリウムイオン）	135 ～ 145 （mmol/L）	血液中のナトリウムイオンの量
K^+ （カリウムイオン）	3.4 ～ 4.5 （mmol/L）	血液中のカリウムイオンの量
Cl^- （クロールイオン）	98 ～ 106 （mmol/L）	血液中のクロールイオンの量
Lac （乳酸値）	<1.6 （mmol/L）	血液中の乳酸の量
P/F （酸素化指数）	>400	肺の酸素化能を評価する指標
$A-aDO_2$ （肺胞気・動脈血酸素分圧較差）	≦10	肺胞の酸素分圧と肺静脈の酸素分圧の差を示したもので、肺胞でのガス交換能を評価する指標

Q1. 血液ガスをみると何がわかるの？

血液ガス分析データには、pH、$PaCO_2$、PaO_2、HCO_3^-、BE など、大事な情報がたくさん！　読める人と読めない人では、臨床でのアセスメントに大きな差がつきます。それぞれの数値の正常値、数値の意味をしっかり理解しておきましょう。

表1 の青字で示したものは、ガスデータをみる際に必ず確認したい項目です。また、赤字で示した項目は、ガスデータから算出される、酸素化を評価する重要な数値になります。

このように、血液ガスデータの数値からは、「酸素化」「換気」「酸塩基平衡」「電解質」など、さまざまな状態をアセスメントすることができます。

数値に影響する因子とアセスメントのポイント

【酸塩基平衡の評価】低い場合はアシデミア（酸血症）、高い場合はアルカレミア（アルカリ血症）と判断。$PaCO_2$ と HCO_3^- の値によって変化する　→ p.41

【換気の評価】高い場合は換気不全を示し、低い場合は過換気の状態を示す。呼吸数や1回換気量の増加によって $PaCO_2$ は低下し、減少によって $PaCO_2$ は上昇する　→ p.41
【酸塩基平衡の評価】$PaCO_2$ が多いほど、血液は酸性に傾く（アシドーシス）。$PaCO_2$ が少ないほど、血液はアルカリ性に傾く（アルカローシス）

【酸素化の評価】低い場合は、血液中の酸素が不足していることを示す。60以下は、酸素投与の適応となる　→ p.40

【酸素化の評価】肺で酸素化された血液は SaO_2 が高く、末梢で酸素が消費されると低下する　→ p.40

腎臓で再吸収されるため、腎機能が低下すると HCO_3^- は低下する
【酸塩基平衡の評価】HCO_3^- が少ないほど、血液は酸性に傾く（アシドーシス）。逆に HCO_3^- が多いほど、血液はアルカリ性に傾く（アルカローシス）　→ p.42

【酸塩基平衡の評価】正常に比べて、どれだけ塩基が多いか（マイナスの場合は少ないか）を示している。HCO_3^- だけでなく、Hb や蛋白なども影響する　→ p.46

酸素の多くはHbと結合して運ばれるため、Hb が低下すると酸素の運搬量が低下する

陽イオンと陰イオンの差を示し、臨床では $Na^+ - (Cl^- + HCO_3^-)$ で算出する。AG が増加する代謝性アシドーシスと増加しない代謝性アシドーシスがある　→ p.45

陽イオン

陽イオン

陰イオン

嫌気性代謝でエネルギーを産生する際に、乳酸が産生される。乳酸値が上昇しているときには、「組織に酸素が届いていない（たとえば循環不全など）」「組織で酸素が利用されていない（たとえば敗血症など）」の状態を示す

PaO_2/F_IO_2 で算出される。投与する酸素濃度に対し、PaO_2 が低い（酸素化がわるい）と、数値が低くなる。低いほど酸素化がわるいことを示す

$(760-47) \times F_IO_2 - PaCO_2/0.8 - PaO_2$ で算出される。ガス交換能が低いほど、数値が大きくなる（肺胞と動脈血の差が大きくなる）

Q2. SaO₂とSpO₂は違うの？

どちらも、動脈血の酸素飽和度（総 Hb のうち、酸素とくっついている Hb の割合：何%の Hb が酸素と結合しているか）を示しています。違いは測定の方法で、血液から直接測定したものをSaO₂と表記し、パルスオキシメーターなどで経皮的に測定したものを SpO₂と表記します。

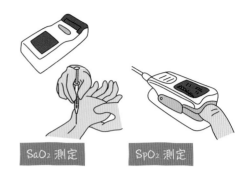

SaO₂測定　　SpO₂測定

Q3. SaO₂と PaO₂の関係は？

SaO₂と PaO₂の関係を**図1**に示します。このように、2つの数値には関係性がありますので、SaO₂ から PaO₂をある程度予測することができます。

では、アセスメントのポイントを押さえておきましょう。

ポイント ① SaO₂ 90% のとき、通常 PaO₂ 60 mmHg

PaO₂ 60 mmHg は、呼吸不全の診断基準の1つであり、酸素療法の適応基準でもあります。つまり、臨床では「SaO₂ 90%以下の場合は呼吸不全を疑い、酸素を準備する」というアセスメントができます。なお、静脈血の SaO₂ は 75% で、PaO₂は 40 mmHg 程度になります。

●図1　酸素解離曲線

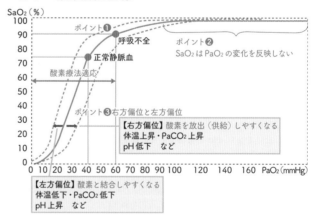

ポイント ② SaO₂ は 99％以下で管理しなければ、PaO₂の変化を察知できない

SaO₂ は 100％が最高値ですので、それ以上はどれだけ PaO₂ が上昇しても SaO₂ は変化しません。逆に、たとえば PaO₂ 180 mmHg の患者が急に PaO₂ 120 mmHg に悪化しても、SaO₂ では察知することができなくなります。SaO₂ 100％ だと安心していると、あっという間に患者の状態がわるくなっていることも…。患者の状態を把握するためには、SaO₂ 99％以下で管理したほうが変化を察知しやすいことがわかります。

ポイント ❸ **酸素解離曲線の右方偏位と左方偏位**

酸素解離曲線は、患者の状況によって左右に動きます。体が酸素を必要とする、「体温上昇」「pH 低下：アシドーシス」「$PaCO_2$ 上昇」などのときには、酸素を供給しやすいように右へ移動し、逆に「体温低下」「pH 上昇：アルカローシス」などのときには左へ移動して酸素と結合しやすくなります。

Q4. 酸塩基平衡の読み方を簡単に教えて！

① 酸塩基平衡って何？

pH は生体内の酸塩基のバランスを示しています。何によってバランスをとっているかというと、「$PaCO_2$」と「HCO_3^-」です。このバランス状態を**図2**に示します。

正常な pH は 7.35 〜 7.45 で、7.35 より低いものを**アシデミア（酸血症）**といい、7.45 より高いものを**アルカレミア（アルカリ血症）**といいます。

この天秤は、肺や腎臓の働きによって、右や左に傾きます。右に傾く力を**アルカローシス**、左に傾く力を**アシドーシス**といいます。この力の源（原因）が肺（CO_2）によるものなら、呼吸性の〇〇と呼び、腎臓（HCO_3^-）によるものなら、代謝性の〇〇と呼びます。

●図2 **酸塩基平衡のバランス**

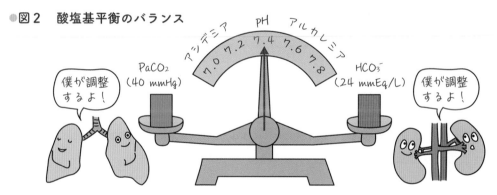

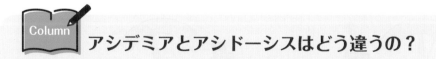

pH は $PaCO_2$ と HCO_3^- のバランスで決まる

Column **アシデミアとアシドーシスはどう違うの？**

アシデミアやアルカレミアは、「血液が酸性（またはアルカリ性）ですよ」という今の状態を示しています。一方で、アシドーシスやアルカローシスというのは、「血液を酸性にしようと動いていますよ」という動き（動かす力）を示しています。

② 呼吸性のアシドーシスと呼吸性のアルカローシス

$PaCO_2$ の変化（増えたり減ったり）が原因で、pH がアシデミアやアルカレミアに傾いたものを、それぞれ「呼吸性のアシドーシス」「呼吸性のアルカローシス」と呼びます（**図3**）。

呼吸性のアシドーシスは、換気量の低下により CO_2 が増加した状態で、CO_2 ナルコーシス、呼吸運動の低下、慢性閉塞性肺疾患（chronic obstructive pulmonary disease：COPD）などで認めます。呼吸性のアルカローシスは、換気量の増加により CO_2 が減少した状態で、過換気症候群などで認めます。

●**図3　呼吸性のアシドーシスと呼吸性のアルカローシス**

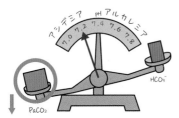
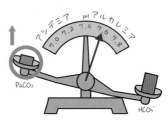

CO_2 が増えて左が重くなったため、天秤が左に傾いた状態。CO_2（呼吸）がアシドーシスに引っ張ったことが原因で、アシデミアになった

CO_2 が減って左が軽くなったため、天秤が右に傾いた状態。CO_2（呼吸）が原因でアルカレミアになった

③ 代謝性のアシドーシスと代謝性のアルカローシス

HCO_3^- の変化（増えたり減ったり）が原因で、pH がアシデミアやアルカレミアに傾いたものを、それぞれ「代謝性のアシドーシス」「代謝性のアルカローシス」と呼びます（**図4**）。

代謝性のアシドーシスは、HCO_3^- が減少した状態で、下痢や乳酸の産生（乳酸アシドーシス）、腎不全などで認めます。代謝性のアルカローシスは、HCO_3^- が増加した状態で、利尿薬によるカリウムの減少や嘔吐による胃酸の喪失などで認めます。

●**図4　代謝性のアシドーシスと代謝性のアルカローシス**

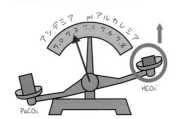
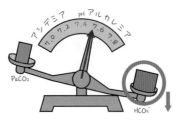

HCO_3^- が減って右が軽くなったため、天秤が左に傾いた状態。HCO_3^-（代謝）が原因でアシドーシスになった

HCO_3^- が増えて右が重くなったため、天秤が右に傾いた状態。HCO_3^-（代謝）がアルカローシスに引っ張ったことが原因で、アルカレミアになった

④ 代償反応って、どんな反応？

　私たちの体には、異常があるとそれを正常に戻そうとする働きがあります。酸塩基平衡は、命を維持するためにも大切なバランスですから、当然「代償反応」が働きます。片方の天秤が重くなって傾いたら、もう片方の天秤を重くして元に戻そうとし、逆に片方の天秤が軽くなって傾いたら、もう片方の天秤を軽くして元に戻そうとします。この動きが、代償反応です（**図5**）。

●**図5−1　呼吸性のアシドーシスと呼吸性のアルカローシスの代償**

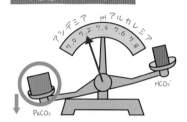

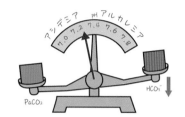

左側（CO_2）が増えて重くなり傾いたため、これを元に戻そうと右側（HCO_3^-）を増やし、バランスをとろうとする

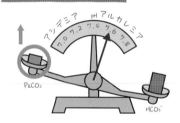

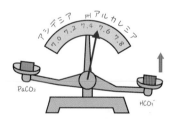

左側（CO_2）が減って軽くなり傾いたため、これを元に戻そうと右側（HCO_3^-）を減らし、バランスをとろうとする

●**図5−2　代謝性のアシドーシスと代謝性のアルカローシスの代償**

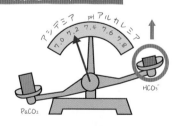

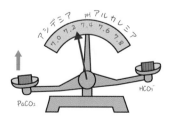

右側（HCO_3^-）が減って軽くなり傾いたため、これを元に戻そうと左側（CO_2）を減らし、バランスをとろうとする

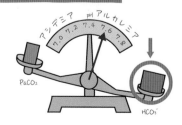

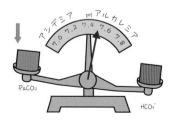

右側（HCO_3^-）が増えて重くなり傾いたため、これを元に戻そうと左側（CO_2）を増やし、バランスをとろうとする

⑤ **どんな順番で読めばいい？**

酸塩基平衡を判断するときには、**表2**の順に数値を確認します。

ここまでのステップに沿って、確認していけば判断できます。

表2　酸塩基平衡の読み方

Step.1：pHをみる
上昇（>7.45）→アルカレミア 　　低下（<7.35）→アシデミア
Step.2：PaCO₂をみる
上昇（>45）→アシドーシスに向かっている 　　低下（<35）→アルカローシスに向かっている
Step.3：HCO₃⁻をみる
上昇（>26）→アルカローシスに向かっている 　　低下（<22）→アシドーシスに向かっている
Step.4：pH（アシデミア、アルカレミア）の原因はどっち？
アシデミアの原因は、アシドーシスに動いているほう 　　アルカレミアの原因は、アルカローシスに動いているほう
Step.5：代償反応はある？
原因と反対側の天秤がバランスをとるように変化していれば、代償反応あり

→ 名前が決定！
CO₂が原因なら「呼吸性」
HCO₃⁻が原因なら「代謝性」

このデータはどんな状態？

では、実際に例題で考えてみましょう！

pH　　7.30
PaCO₂ 20 mmHg
HCO₃⁻ 15 mEq/L

Step 1	pHは？　7.30だから、基準値7.35より低下している	→ アシデミア
Step 2	PaCO₂は？　20 mmHgだから、基準値35より低下している	→ アルカローシス
Step 3	HCO₃⁻は？　15 mEq/Lだから、基準値22より低下している	→ アシドーシス
Step 4	アシデミアの原因は、アシドーシスに引っ張る力！ この場合は、「HCO₃⁻」だ	→ 代謝性 アシドーシス
Step 5	代償反応はどうかな？　代謝性アシドーシスを元に戻そうと頑張るのは 呼吸「PaCO₂」アルカローシスに向かって動いているね。代償している！	→ 呼吸による代償 （呼吸性代償）

Column　代償反応は、すぐに起こるの？

　代償反応は、呼吸と代謝でスピードが異なります。呼吸は反応が速く、代謝性の異常を感知したら、すぐに動き始めて12〜24時間で最大まで代償してくれます。代謝（腎臓）は、反応が遅く、異常を感知したあと6〜18時間ぐらいで動き始め、5〜7日かけて最大まで代償してくれます。

　ということは…、呼吸性の異常（呼吸性アシドーシス・呼吸性アルカローシス）のとき、代謝（HCO₃⁻）が代償していなかったら、それは呼吸の異常が始まって数時間の「急性の変化」だということがわかります。

Q5. アニオンギャップ（anion gap：AG）って何？

私たちの血液中の陽イオンと陰イオンは同量に保たれています（図6）。
AG は、陽イオンと陰イオンの差のことを示します。計算式は

$$AG = Na^+ - (Cl^- + HCO_3^-)$$
（正常値：12±2 mEq/L）

になります。

●図6　陽イオンと陰イオン

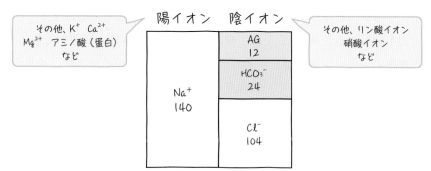

その他、K^+　Ca^{2+}　Mg^{2+}　アミノ酸（蛋白）など

その他、リン酸イオン　硝酸イオン　など

代謝性アシドーシスの中には、このAGが増加するものと正常なものがあります（図7）。
　AG が増加する場合は、「ケトン体」「乳酸」などの増加によるアシドーシス（ケトアシドーシスや乳酸アシドーシス）を疑います。AG が増加しない場合には、HCO_3^- が体外に排出されて減少したことによるアシドーシス、たとえば下痢によるアシドーシスや尿細管アシドーシスなどを疑います。このように、AG はアシドーシスの原因検索を行うときに役立ちます。

●図7　AG 増加と AG 正常の代謝性アシドーシス

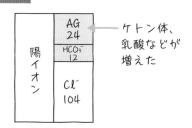

ケトン体、乳酸などが増えた

●ケトアシドーシス（アセト酢酸）
●乳酸アシドーシス

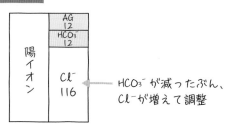

HCO_3^- が減ったぶん、Cl^-が増えて調整

●消化管からの HCO_3^- の喪失
●腎尿細管性アシドーシス
　（HCO_3^- の再吸収ができない）
●希釈性アシドーシス

Q6. ベースエクセス（base excess：BE）って何？

BE は、「塩基の過剰」を示す数値になります。

> BE：Base Excess
> （塩基）（過剰）

「BE は、体温 37℃、PaCO₂ 40 mmHg のときに、pH を 7.4 にするために必要な酸または塩基の量」と説明されます。簡単にいうと、「正常に比べて血液中の塩基がどれだけ多いか」という意味になります。ここでいう「塩基」とは重炭酸イオン「HCO₃⁻」だけではありません。ヘモグロビンや、蛋白など「ほかの緩衝塩基」なども含みます。

酸塩基平衡を判断するとき、BE をみて異常値であれば代謝性の問題を考えます。また、臨床では代謝性アシドーシスに対して重炭酸を投与する場合があります。投与量を計算するときに、BE で不足量を判断して、投与量を決める目安にすることもあります。

＜フローチャートでカンタン判別＞

ここまでのガスデータの読み方を、フローチャートにまとめます。

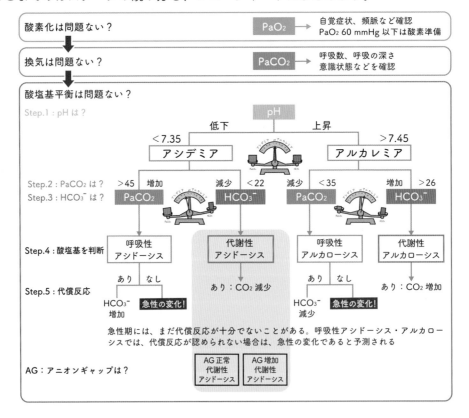

低酸素血症と低酸素症は違うの？

　私たちの体の細胞は、血液から酸素をもらってエネルギーに変え（代謝）て生きていますので、細胞にどれだけ酸素を届けることができるのかは、とても重要です。この、血液に含まれる酸素の量そのものが低下している状態を低酸素血症といいます。また、血液中の酸素の量が少ない、または酸素を届ける力が低下しているなどにより、細胞・組織に十分な酸素が運べず組織の代謝が十分に行えない状態を、低酸素症といいます。

　ちょっとむずかしいので、「回転ずし」でイメージしてみましょう（図8）。

●図8　低酸素血症と低酸素症

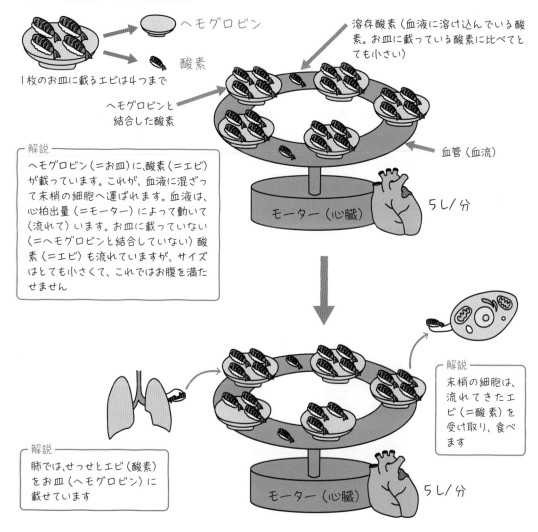

1枚のお皿に載るエビは4つまで

ヘモグロビンと結合した酸素

溶存酸素（血液に溶け込んでいる酸素。お皿に載っている酸素に比べてとても小さい）

血管（血流）

解説
ヘモグロビン（＝お皿）に、酸素（＝エビ）が載っています。これが、血液に混ざって末梢の細胞へ運ばれます。血液は、心拍出量（＝モーター）によって動いて（流れて）います。お皿に載っていない（＝ヘモグロビンと結合していない）酸素（＝エビ）も流れていますが、サイズはとても小さくて、これではお腹を満たせません

モーター（心臓）　5L/分

解説
末梢の細胞は、流れてきたエビ（＝酸素）を受け取り、食べます

解説
肺では、せっせとエビ（酸素）をお皿（ヘモグロビン）に載せています

モーター（心臓）　5L/分

47

ヘモグロビンのお皿に載ったエビ（結合酸素）と血液に溶け込んでいる小さなエビ（溶存酸素）の合計を、酸素含量（CaO_2）といい、これが減少した状態のことを「低酸素血症」といいます。（**図9**）。つまり、ヘモグロビンの減少や、SpO_2（SaO_2）が低下した状態を示しているわけです。

●図9　低酸素血症

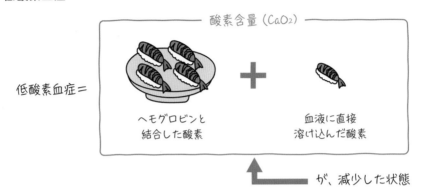

　ところで、酸素を含んだ血液を運ぶ血流を生み出しているのは、心臓（＝モーター）です。心臓（モーター）が力強く働くと、血液の中の酸素をじゃんじゃん運ぶことができます。この酸素を運ぶ量を、酸素運搬量（DO_2）といい、酸素運搬量の減少により、細胞が生きるために必要な酸素が十分に届けられない（その結果、代謝が十分に行えない）状態のことを、「低酸素症」といいます（**図10**）。心臓の機能が低下して心拍出量が減少してしまった患者は、呼吸状態に問題がなくても、SpO_2（SaO_2）が低下していなくても、低酸素症（細胞レベルで酸素が足りない状態）になるわけです。

●図10　低酸素症

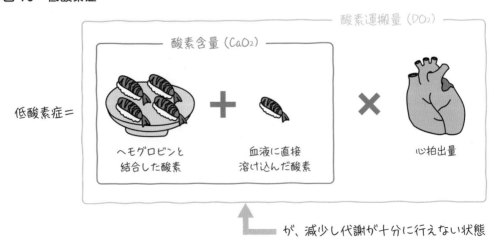

おまけ

SpO₂ を回転ずしで考えてみる

SpO₂（SaO₂）は、動脈血の酸素飽和度（総 Hb のうち、酸素と結合している Hb の割合）ですので、回転ずしの図ではお皿にエビが載っている割合…ということになります（**図11**）。

● 図 11　SpO₂ をイメージ

たとえば、ヘモグロビン（お皿）が5のとき…

1枚のお皿に載るエビは、最多で4つ

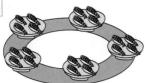

SpO₂＝100％

5つのヘモグロビン（お皿）すべてに
4つの酸素（エビ）が載っている

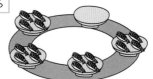

SpO₂＝80％

5つのヘモグロビン（お皿）のうち、
4つに酸素（エビ）が載っている
4/5＝80％

Column

チアノーゼは何で起こるの？

チアノーゼは、**毛細血管を流れる血液中の還元ヘモグロビン（酸素と結合していないヘモグロビン）濃度が、5 g/dL 以上になったとき**に起こります。心臓から拍出される血液の酸素飽和度が低い（還元ヘモグロビンが多い）ために発生するチアノーゼを「中心性チアノーゼ」、末梢組織の酸素飽和度が低いために発生するチアノーゼを「末梢性チアノーゼ」といいます。酸化ヘモグロビンは鮮やかな赤色、還元ヘモグロビンは青紫色をしていますので、チアノーゼの青紫色は、還元ヘモグロビンの青紫色だと考えると、わかりやすいかもしれません。

たとえば、ヘモグロビンが 15 g/dL の人の場合をイメージしてみましょう（**図12**）。

● 図 12　Hb 15 g/dL の患者の場合

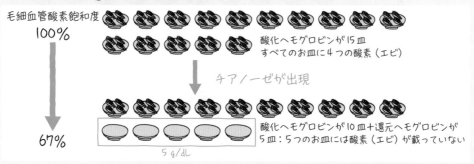

毛細血管酸素飽和度
100％

酸化ヘモグロビンが15皿
すべてのお皿に4つの酸素（エビ）

チアノーゼが出現

67％

5 g/dL

酸化ヘモグロビンが10皿＋還元ヘモグロビンが
5皿：5つのお皿には酸素（エビ）が載っていない

チアノーゼが出現するのは 15 g 中 5 g 以上が還元ヘモグロビンになったときですから、毛細血管内の血液酸素飽和度（酸素と結合している酸素の割合）は、約 67% になります。

　ところで、**貧血の人は、ヘモグロビンが少ないためチアノーゼが出にくい**といわれています。どういうことでしょうか？　たとえば、ヘモグロビン 10 g/dL の人の場合をイメージしてみましょう（**図13**）。

　この患者の場合、毛細血管内の血液酸素飽和度が 50% 以下にならなければ、チアノーゼが出現しないことになります。これでは低酸素血症がよほど進まなければ、チアノーゼにはなりません。

●図13　Hb 10 g/dL の患者の場合

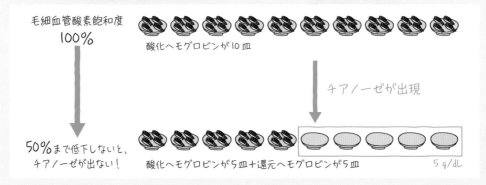

　逆に**赤血球増多症（ヘモグロビンが多い）患者では、チアノーゼは出現しやすくなります**（**図14**）。

　この患者の場合、酸素飽和度が 75% になるとチアノーゼを認めることになります。

　たとえば、新生児は成人に比べてヘモグロビンが多い状態にありますので、チアノーゼが出やすいのです。

●図14　Hb 20 g/dL の患者の場合

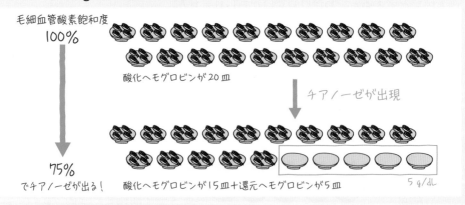

2 胸部Ｘ線画像が読める

19世紀の終わりごろ、ドイツのレントゲン博士が発見した電磁波の１つであるＸ線は、現在ではもっとも簡単に体の中をみることができる技術として広く浸透しています。Ｘ線は人体を透視することができますが、特に「骨」と「空気」をみつけ出す能力が高く、体内のさまざまな部分を簡単かつ安全に「みる」ことができます。

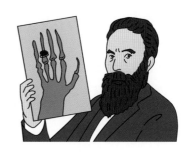

　なかでも、胸部Ｘ線画像はもっともよく活用される画像になります。胸部という場所が、「心臓」と「肺」という人体にとっての最重要臓器を含んでいることに加え、Ｘ線の特徴によって、くっきりと「心臓」と「肺」を描出することができます。こんな簡単に体の中をのぞくことができる検査は、ほかにはありません。胸部Ｘ線画像は現代医学の基本中の基本なのです。本項では、この胸部Ｘ線画像が看護師にとっても「簡単」かつ「大事」であることを勉強しましょう。

Q1. 看護師がＸ線画像を読めると、どんなイイコトがあるの？

　先ほども述べましたが、人体の最重要臓器の１つである「心臓」と「肺」の形をみることができます。これが最大の「イイコト」です。

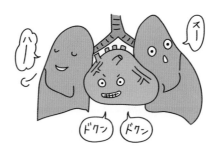

　なぜ「心臓」や「肺」をみることができるのが「イイコト」なのでしょうか？　さまざまな病気の診療を行うにあたって、その患者の状態をきちんと把握することはとても大切です。たとえば点滴をするにあたっても、どの程度点滴量を入れていいのか、逆にたくさん入れなければいけないのか、などを評価することが重要ですし、これを決めるのは心臓

の機能次第、というところがあります。なんらかの病気を治療するにあたっては、これら「心臓」や「肺」の能力をある程度把握しておかなければいけないのです。また、これらの評価は、**今後起こりうる「急変」の予測**にもつながります。胸部X線画像は重要臓器の形を簡単にみることができるのです。

　もう1つは、特に「肺」において、「今起こっていること」を確認することができます。肺は空気を吸い込むための臓器です。常に肺に空気が出入りしています。X線は「空気」をみつけ出す能力が非常に高いため、胸部X線画像では肺そのものの中の構造までくっきりと透視することができます。肺の中の構造では、空気の通り道である気管・気管支や、その先の肺胞構造があり、これらで取り込んだ酸素を運搬する血管もあります。これらの多くの構造物をくっきりと胸部X線画像で写し出すことができます。

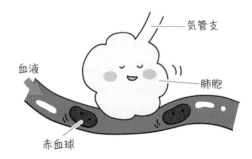

　このように細かく内部構造を透視することができるため、肺において起こっているさまざまなトラブルをみつけ出すことが可能です。具体的には無気肺や気胸、肺炎などですが、個別の画像はのちほど1つずつ説明していきます。

Q2. 何をどこから読むの？

　まずは正常を理解しましょう。胸の真ん中に「心臓」があって、その左右に「肺」があることはご存じだと思います。よくみてみると、胸部X線画像は左右対称ではないことに気づくと思います。心臓がやや左に突出していますね。

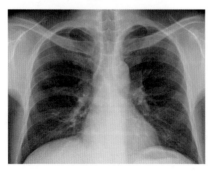

　胸部Ｘ線画像をみる前に、まずは言葉の解説をしましょう。ぱっとみた際に左右の肺があることはよくわかると思いますが、左右肺の間にあるのが心臓です。ただし、これは心臓のみではありません。真ん中の陰影には心臓だけではなく、大動脈や上下大静脈、リンパ節などさまざまな重要付属品を含んでおり、これらを総称して縦隔（または中心陰影）といいます。肺の内部構造としては、肺に流れる重要血管は縦隔寄りの中心部分に集中しており、この部位を肺門といいます。肺の外部には肋骨を含む胸郭があり、下方は横隔膜となります。

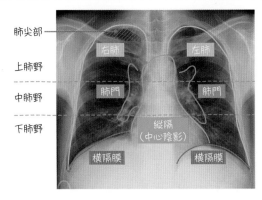

　胸部Ｘ線画像では肺を上・中・下の３つに分けて表現することが多いです。これらを上肺野、中肺野、下肺野と表現します。また、鎖骨より上にみえている部分を「肺尖部」といいます。

　では、どのように読んだらよいのか、具体的に流れをみていきましょう。

Step 1　肺以外からみる

　胸部Ｘ線画像では、どうしても肺に目が行きがちです。このため、まずは肺以外の場所をみておきます。肋骨や胸郭、脊椎の形、横隔膜の位置なども確認しましょう。肺の大きさや形は全体像をみることでわかる部分も多いのです。

Step 2　縦郭をみる

　その次は縦隔です。心臓の大きさや各部分に突出するものがないか確認します。

Step 3　肺をみる

　最後は肺です。肺をみるときは単純な見た目も大事ですが、大切なのは見比べです。必ず左右を比較して陰影に違いがないか確認しましょう。左右で比べて濃い陰影がないかをみるとわかりやすいのです。また、可能であれば前日や少し前の胸部Ｘ線画像と並べて比較するとよいです。経時的変化を追うことができます。

　肺には血管や気管支、肺胞構造などがあります。このため、肺の中は完全に透明に透けてみえるわけではなく、なんとなくもやもやした薄い陰影が残っています。一部は網かけ状にみえるかもしれません。このような正常肺構造からみえる、もやもやとした陰影のこ

とを「肺紋理」といいます。この「肺紋理」が濃いか薄いか、もしくはこれがみえなくなるほど真っ白になっているのか、それともまったく肺紋理がないほどに消えてしまう透明な状態になっているのか、などを評価します。

表現1 陰影の形

肺の異常陰影はまず陰影自体の形を表現します。つまり、陰影が塊状になっていれば、結節影や腫瘤影などと表現しますし、線状なら線状影、索状なら索状影などと表現します。

表現2 陰影の性状（濃さ）

もう1つの表現方法としては、陰影の性状を表現する方法があります。つまり、陰影の濃さです。同じような形の陰影であっても陰影の性状によって病態は異なります。一般的に肺炎を表すような不整形陰影では、前述の「肺紋理」が影に埋もれてみえなくなってしまうほどの濃い陰影は「浸潤影」と表現しますが、そこに陰影があったとしてもうっすらと肺紋理が透過できるような薄い陰影であれば、これを「すりガラス影」と表現します。

Q3. 臨床でよくみる異常画像を教えて！

それでは、いろいろな胸部X線画像をみていきましょう。各疾患の病態については「アドバンス編」で細かな説明がありますので、疾患についてわからない部分があれば、まずはそちらをみてから本項に戻ってきてください。

① 気胸

気胸では肺が破れて潰れてしまいます。これを「肺の虚脱」といいます。風船がしぼんだ状態になることをイメージしていただければよいと思います。典型的な気胸のX線画像を提示します。どうです、わかりますか？

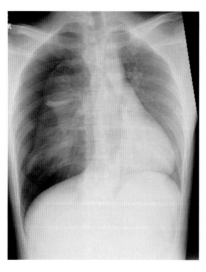

〈解説〉

　解説図のように、右肺は見事に「虚脱」しています。つまり、潰れてしまっています。肺が潰れることによってあいた隙間、これを「気胸腔」といいますが、ここにはいわゆる「肺紋理」がありません。つまり、「肺がない」ということになります。

　もう1つ副所見として、今回の胸部X線画像では、縦隔に異常があります。**悪化した気胸により、右胸腔が拡大し、縦隔が圧排されています**。その結果、縦隔が左にシフトしています（解説図の赤矢印）。明らかに左右のバランスがわるいですよね。

　もう1つ気胸のX線画像を提示します。この胸部X線画像はいかがでしょうか？遠目には一見正常にみえますが、実は違います。よーくみていただくと、右肺が「ない」のです。明らかに肺紋理がみえていません。大きな血管・気管支も含めて何もないのです。つまり右肺が完全に虚脱し、潰れてしまっているのです。そのくらいの大きな気胸になってしまっている状態です。重症の気胸ではこのようになってしまうのです。

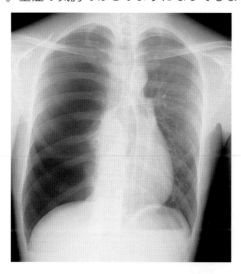

② 無気肺

　無気肺は、喀痰や異物などにより気管支が閉塞し、それ以下の肺の含気が消失する状態です。気管支のどこで閉塞が起こるかによって陰影はそれぞれですが、大きな気管支で閉塞が起こる無気肺では、肺葉単位で含気がなくなり、胸部X線画像上は部分的に肺が消失した状態になります。

　次の写真の症例では、**右中・下葉が完全閉塞した無気肺**となっています。このため、右下肺野の肺陰影が消失した状態となっています。またこの症例では、右の大きな無気肺のため、右肺の多くが潰れて容積が小さくなった状態となっています。このため、中心にある気管が右側に引っ張られてしまった状態になっています。

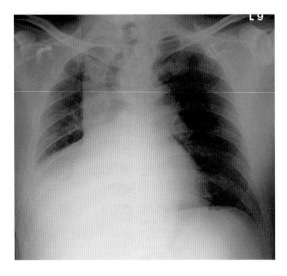

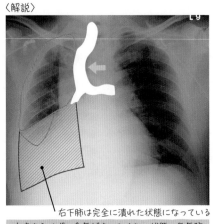

〈解説〉

右下肺は完全に潰れた状態になっている

本来あるはずの含気がまったくない状態＝無気肺

❸ 肺炎

　次の写真をみてどこに肺炎像があるかわかりますか？　右下肺野透過性が低下し、いわゆる「浸潤影」を呈しています。ぱっとみただけではわかりにくいかもしれませんが、左右の肺をよく見比べてみると明らかに右下肺野の陰影が濃くなっているようにみえるのがわかると思います。

　炎症を主体とする陰影では、境界不明瞭な不整形陰影となっています。また、陰影の内部は肺紋理がよくわからない、べたっとした陰影となっています。これらの特徴をあわせもつ陰影を「浸潤影」といいます。

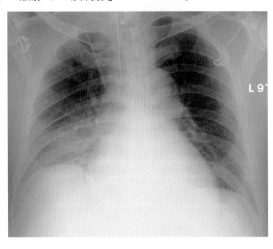

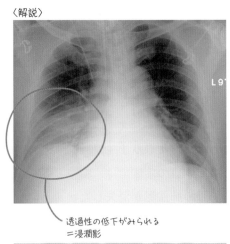

〈解説〉

透過性の低下がみられる
＝浸潤影

無気肺と比べると少しは空気が入っている

3 呼吸機能検査（スパイロメータ）がわかる

　肺という臓器は呼吸を行うためのものです。いかに大きな肺やきれいな肺であったとしても、うまく動いてくれなければ意味がありません。どれだけたくさんの空気を吸うことができ、そして吐き出すことができるかが重要なのです。このため、肺活量を含む呼吸機能を、検査として評価することが一般的です。本項では、「呼吸機能検査」を勉強していきましょう。

Q1. 呼吸機能検査ってなんで必要なの？

　前項では胸部画像を勉強しましたよね。これで患者の肺の大きさや形がわかるようになったと思います。大きさや形は病態を反映しますから、とても大切なアセスメントができます。しかしそれでも画像をみただけでは、どのような働きができるのかまではわかりません。それを調べるのが「呼吸機能検査」です。

　わかりやすく説明しましょう。ここに5名の男性がいたとします。この方たちに短距離走をやってもらいます。誰が一番速く走れるか、見た目でわかるでしょうか？

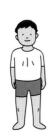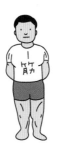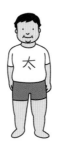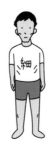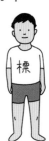

　答えは「NO」ですよね。どれだけマッチョな方がいたとしても、見た目では足の速さはわかりません。実際に走らせてみないとわからないのです。

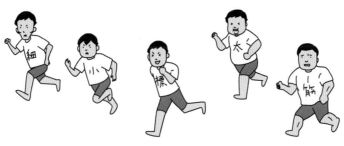

57

これはほかの臓器でも似たようなことがいえるのですが、実は、肺ではよりこの傾向が顕著なのです。解剖を思い返してみましょう。肺ってどんな組織でしたっけ？

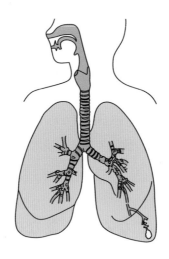

　こんな感じですよね。肺の機能とは何でしょうか？　シンプルにいえば、空気を吸って吐き出すことです。つまり、この肺の構造物の中に空気を入れて、なおかつその後押し出すことが「肺の機能」ですね。では…、どうやって？

　実は肺自体には、肺を膨らましたり縮めたりする「動く機能」がまったくないのです。ただ単なる袋だということです。では、どうやって動かすのでしょうか？　もちろんご存じだと思いますが、**横隔膜を含む胸部にあるさまざまな筋肉が動いて、肺を動かす＝「呼吸をする」**のです。逆にいうと、呼吸運動を行っているのは、肺ではなく、すべて周辺の筋肉なのです。だから肺の見た目だけをみたとしても、その機能はまったくわからないのです。

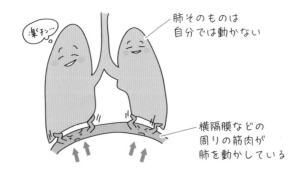

楽チン。

肺そのものは
自分では動かない

横隔膜などの
周りの筋肉が
肺を動かしている

　というわけで、今回は「呼吸機能検査」を勉強しましょう。

Q2. 呼吸機能検査で何がわかるの？　＜超基本編＞

　正直なことをいうと、呼吸機能検査って並んでいる測定項目や数値が多すぎて、何が何だかさっぱりわからないですよね。筆者も学生のころには大嫌いなテーマでした。とてもとっつきにくいですよね。なので、今回はこの呼吸機能検査を網羅的に勉強するのではなく、極論で考えて、重要なことに絞って勉強しましょう。そのうえで、網羅的に並んでいる項目を少し解説します。

肺気量分画			測定値	予測値	%予測値
VC	肺活量 (L)		3.37	3.15	107.0
ERV	予備呼気量 (L)		0.93	1.27	73.2
IRV	予備吸気量 (L)		1.75		
TV	1回換気量 (L)		0.69		
IC	最大吸気量 (L)		2.44		
強制呼出曲線			測定値	予測値	%予測値
FVC	努力性肺活量 (L)		3.29	3.01	109.3
FEV1.0	1秒量 (L)		1.70	2.31	73.6
FEV1.0%(G)	1秒率 (Gaensler) (%)		51.67	77.08	67.0
MMF	最大中間呼気流量 (L/s)		0.37	2.62	14.1
PEF	ピークフロー (L/s)		5.40	8.65	62.4
V̇50	(L/s)		0.54	2.83	19.1
V̇25	(L/s)		0.12	0.86	14.0
V̇50/V̇25			4.50		
V̇25/HT	(L/s/m)		0.08	1.02	7.8
ATI	エアートラッピング指数（%）		2.37		
機能的残気量			測定値	予測値	%予測値
FRC	機能的残気量 (L)		2.77	3.26	85.0
RV (BTPS)	残気量 (L)		1.84	1.57	117.2
TLC	総肺気量 (L)		5.21	4.91	106.1
RV/TLC	残気率 (%)		35.32	39.86	88.6
拡散能力			測定値	予測値	%予測値
DLCO	肺拡散能 (mL/min/mmHg)		15.08	13.38	112.7
DLCO/VA	(mL/min/mmHg/L)		3.64	4.26	85.4
VA (STPD)	肺胞容量 (L)		4.14		

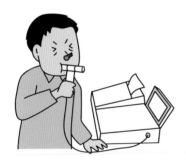

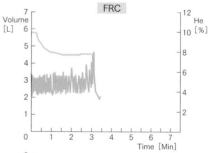

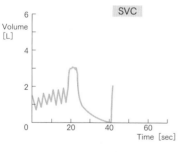

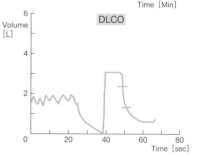

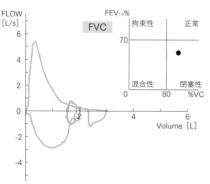

まず、呼吸機能検査でもっとも重要なのは、「どれだけ息が吸えるか」と「どうやって息を吐けるか」の2つだけです。ほかにもいろいろ項目はありますが、いったん無視しましょう。

❶ どれだけ息が吸えるか＝肺活量（vital capacity：VC）

　肺機能検査のことを「肺活量検査」といったりすることもありますので、ご存じの方も多い項目だと思います。実際にどのくらい息を吸えるのか、という限界をみる検査です。検査方法は簡単です。ゆっくり大きく息を最大まで吸ってもらい、ゆっくり全部吐いてもらいます。これでどれだけ肺活量があったかを調べるのです。この値がどれだけ息を吸えるか、ということの指標ですし、言い換えれば肺の大きさともとれます。

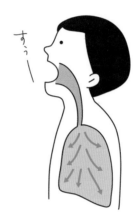

　では正常値はどのくらいでしょうか？　実は、これは人によりさまざまなのです。肺の大きさはその患者の年齢と体格によって左右されます。なので、何リットル以上あれば大丈夫、ということではありません。通常、年齢・体格から推定される基準値がそれぞれに決まっています。個人差がありますので、この基準値から±20%が正常とされます。検査結果には基準時と比べて実際の値が何%になるのか、というのが「%肺活量（または%VC）」として表示されます。これを確認しましょう。この値が80～120%というのが正常です。この値が120%を超えるようだと肺が大きすぎるということになりますし、80%未満になるようだと肺が小さすぎるということになります。専門用語では、%VCが80%未満の病態のことを「拘束性呼吸機能障害」といいます（➡ p.66の図5参照）。

❷ どうやって息を吐けるか＝フローボリューム曲線と1秒量

1）なぜ息を吐く検査？

　呼吸は息を吸うだけではありません。吸った空気を吐き出さなくてはいけません。ここ

がむずかしいのですが、実は呼吸では吸ったものが必ず吐き出せるわけではないのです。吸気時と比べると、呼気時はより気道の抵抗が上昇しやすいのです。

　理由は簡単です。息を吸ったり吐いたりするために、人間は胸の大きさを変えて呼吸をするわけです。つまり、息を吐くときには、吸ったときよりも胸の大きさが小さくなってしまいます。ただし、これは肺自体が動いてそうなるわけではない、というのは前述しましたよね。そうすると、外部の筋肉によって肺全体を絞り出すことになります。このため、肺の中でも空気を出し入れする気管支の部分も一緒に潰されてしまう傾向があります。健常者であれば、この「気管支の潰れ」の影響は非常に少ないので、ほぼ関係ないのですが、慢性閉塞性肺疾患（chronic obstructive pulmonary disease：COPD）や喘息など気管支がもともと細くなっている病態の方や、肺全体が軟らかすぎて全体に潰れやすくなりすぎている患者では、よりこの呼気時の気管支の潰れが顕著になります。そうすると息を吐くために時間がかかる（＝呼気の延長）や、吐ききれないままに次の吸気をしてしまう（＝エアートラッピング）などが起こります。

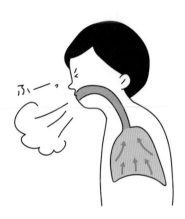

2）息を吐く検査？

　一口に息の吐き方といってもいろいろありますが、ここで調べたいのは息を吐くときにどの程度気管支が細くなっているかということです。少しむずかしい言葉を使うと、「抵抗」というものになります。気管支の太さ・細さを調べるためにはこの抵抗をみるのがよいのですが、残念ながら直接この抵抗を調べることはできません。そこで検査するのが、息を吐く「速さ」です。抵抗が高ければ息を勢いよく吐き出すことはできませんし、抵抗が低ければ勢いよくビュッと息を吐くことができます。このため、どれだけ速く息を吐き出すことができるかを調べればよい、ということになります。

　イメージのつかない方は、台所に行ってストローをとってきてください。普通に息を吐くのと、ストローをくわえて息を吐くのを比較してみましょう。ストローをくわえると抵抗が変わり、そして吐き出される息のスピードが違うことに気づけると思います。

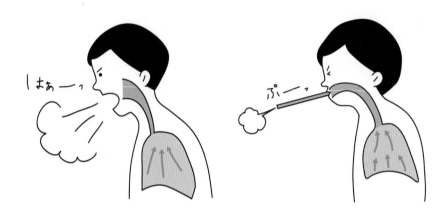

　この勢いよく息を吐き出す検査のことを、呼吸機能検査では努力性肺活量（forced vital capacity：FVC）検査といいます。この検査をみてみましょう。ここで注目してもらうのは、FVCの数値自体ではありません。実際のところ、このFVC値はほとんど前述のVCと一緒だと思います（この微妙な差についての議論はややマニアックなので、今回はスルーしてください）。大切なのは先ほどもいいましたが、「呼気の速さ」なのです。呼吸機能検査の結果表（➡ p.59）の真ん中あたりをみていただくと、1秒量（FEV$_{1.0}$）という数値があると思います。息を吐き出すとき、そのうちのはじめの1秒間でどれだけ息が吐き出せるかをみた数値です。もう1つは「フローボリューム曲線（カーブ）」というものです。この2つが息の吐き方（速さ）を調べる重要な検査結果です。

3）1秒量（FEV$_{1.0}$）と1秒率（FEV$_{1.0}$%）

　勢いよく息を吐き出したときに、はじめの1秒間で吐き出すことのできる息の量を示す値です。この値が大きければ大きいほど、勢いよく息を吐き出すことができることになりますので、1秒量が少ない患者では呼気の勢いがありません。

　また、この1秒量がFVCのうちの何％になるかというのが重要です。この値のことを1秒率（FEV$_{1.0}$%）といいます。この数値が70%以上が正常値となり、70%を下回る場合には「閉塞性呼吸機能障害」といいます（➡ p.66の図5参照）。

4）フローボリューム曲線

　息を吐き出すときのスピードは一定ではありません。吐き始めの瞬間は勢いよく吐き出され、その後勢いが弱まる（スピードが遅くなる）ようになります。このスピードの推移をグラフ化したものがフローボリューム曲線となります。

　この曲線のパターンが重要です。先ほどもいいましたが、この曲線は努力呼気時の流速変化を示すものです。正常ではこの曲線は「お山」のようなもっこりした形をしています

（図1）が、COPDや喘息などの気管支が細くなる病気では、はじめに勢いよく流速が出た後に急にスピードが遅くなります。これは気管支が努力呼吸によってキュッと潰れてしまうためなのですが、曲線としては図2のようになります。これをよく「下に凸のパターン」といういい方をします。

　ちなみに、VC、FVCが低下する拘束性障害では、肺の容量自体が小さくなるので図3のような曲線になりますし、上気道狭窄のように物理的に流速が出なくなる場合には図4のような曲線になります。

●図1　正常

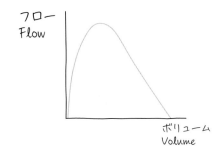

●図2　気管支が細くなる病気＝閉塞性障害

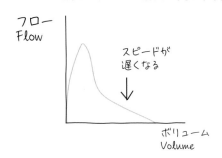

●図3　肺活量が減る病気＝拘束性障害

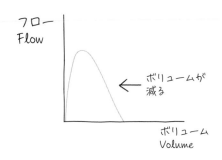

●図4　上気道狭窄

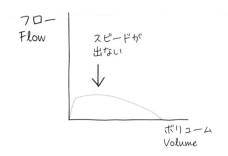

Q3. 呼吸機能検査で何がわかるの？　＜発展編＞

　ここでは少し発展的な内容を勉強します。Q2が十分理解できてから読んでくださいね。

① 肺気量分画

　Q2では肺活量＝VCが深呼吸したときの肺の大きさだということを説明しました。この肺の大きさをいくつかに分けて考えるのが肺気量分画というものです。深呼吸するときの換気量と通常の呼吸時の換気量は違いますよね。一般的な呼吸の換気量を「1回換気量（tidal volume：TV）」といいますが、深呼吸時と比べるとだいぶ小さい換気量になります。

深呼吸時には限界まで息を吸ってもらい、限界まで息を吐いてもらいますが、そのような呼吸は普段はやりませんし、そんなに必要ありません。ただ、たとえば運動をするときなど、もっと換気量を増やさなければいけないこともあります。そういった場合には、頑張ってたくさん呼吸をしなければいけません。この VC と TV にある大きな差が「予備能力」ということになります。吸う予備能力を「予備吸気量（inspiratory reserve volume：IRV）」といい、吐く予備能力を「予備呼気量（expiratory reserve volume：ERV）」といいます。

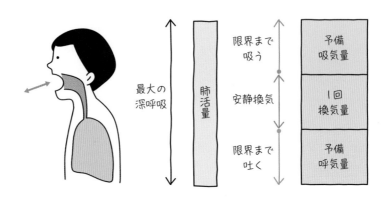

② フローボリューム曲線でわかる細かい数値

　フローボリューム曲線は息を吐くスピードの変化を示す曲線でしたよね。そのなかでもっとも速いスピードを**ピークフロー**といいます。このピークフローは1秒量の代用として用いられることがあり、喘息などの慢性期管理ではピークフローのみを測る測定器を在宅で使用したりします。

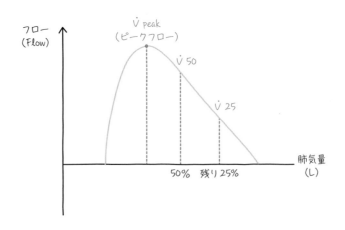

　FVC のうちの 50%、25% を吐き出した時点での呼気流速をそれぞれ $\dot{V}50$、$\dot{V}25$ といいます。これらが低いと末梢気道の狭窄がより強いとされます。

③ 総肺気量と残気量（精密呼吸機能検査でわかる）

VC が肺の大きさを表すと説明してきましたが、厳密にはもう少し考えるべきものがあります。最大まで息を吐き出したとしても、肺内の空気を完全に押し出すことはできませんので、肺の中には少し空気が残ります。これを残気量（residual volume：RV）といいます。VC にこの残気量を足したものを総肺気量（total lung capacity：TLC）といいます。

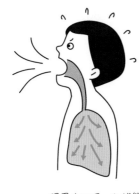

限界まで吸った状態
＝
総肺気量
total lung capacity
＝TLC

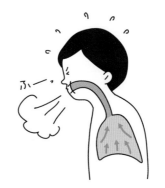

限界まで吐いてもまだ残ってしまうぶん
＝
残気量
residual volume
＝RV

RV や TLC は通常の呼吸機能検査で測定することはできず、ヘリウム希釈法やボディプレチスモグラフ法などで測定します。VC などが一見正常でも、RV や TLC が大きすぎたり小さすぎたりする病態があります。たとえば、間質性肺炎の早期では VC が低下するより前から RV が低下し、TLC が小さくなってきて予備能力が減ってきます。一方、COPDのうち気腫性変化が強い症例では RV と TLC が増えてくることで、正常肺を押し潰してきます。このような病態の評価に RV や TLC は有用です。

④ 肺拡散能（精密呼吸機能検査でわかる）

肺の機能でもっとも大切なのはたくさん酸素を取り込むことですよね。これまで説明してきた肺機能検査は、肺という袋にどれだけ空気を入れたり出したりすることができるかを調べるものですが、肺という袋に入った空気からどれだけ血液中に酸素が溶け込めるかということを調べるのが、「肺拡散能（diffusing capacity for carbon monoxide：DLCO）」という検査です。DLCO は間質性肺炎などのびまん性肺疾患や肺高血圧などの疾患で低下します。COPD でも肺気腫のような肺自体の破壊が強い病態では低下しやすいです。これも通常の呼吸機能検査では測定できません。

Q4. 知っておきたい、呼吸機能異常の分類

呼吸機能がわるい、という病態は「拘束性障害」と「閉塞性障害」の2つに分類されます。わかりやすくいえば、「肺が小さくなってしまう病気」と「気管支が細くなって息が吐き出しにくい病気」でしたよね。さらにこの両方の特徴をあわせもつ重症を「混合性障害」といいます。これらの診断はQ2で説明したように、%VCとFEV$_{1.0}$%の2つの項目だけで決めることができます。そして、その基準は%VC = 80%とFEV$_{1.0}$% = 70%でしたよね。これを図5に示します。

●図5　換気障害の分類

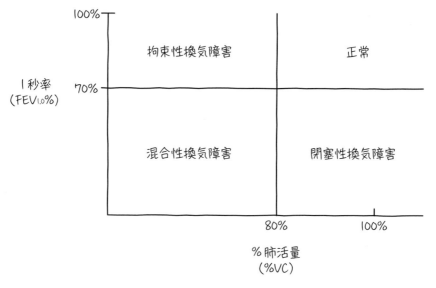

① 拘束性呼吸機能障害

繰り返し復習ですが、定義は%VCが80%未満になる病態であり、「肺が小さくなってしまう病気」でしたよね。肺の大きさが小さくなる病気はいろいろあり、間質性肺炎、塵肺などの慢性疾患が代表ですが、胸水や無気肺によって肺が潰れても同じことが起こりますし、心不全や急性呼吸促迫症候群（acute respiratory distress syndrome：ARDS）でも同じことが起こります（普通は呼吸機能検査はしませんが）。

② 閉塞性呼吸機能障害

これも繰り返しですが、定義はFEV$_{1.0}$%が70%未満になる病態で、「気管支が細くなって息が吐き出しにくい病気」となります。代表は気管支喘息やCOPDのような気管支の狭窄をきたす疾患です。

疾患（病気）のしくみを
呼吸生理から考えてみよう

必要な
アセスメントと
ケアがわかる

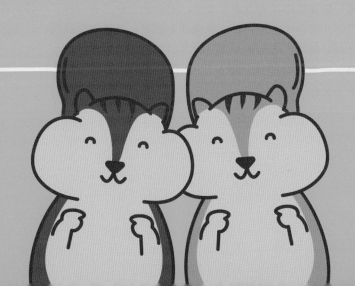

1 肺が破れた（気胸）

<気胸の患者のアセスメントと対応>

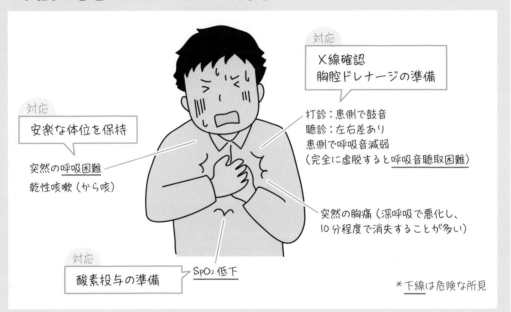

対応
X線確認
胸腔ドレナージの準備

打診：患側で鼓音
聴診：左右差あり
患側で呼吸音減弱
（完全に虚脱すると呼吸音聴取困難）

対応
安楽な体位を保持

突然の呼吸困難
乾性咳嗽（から咳）

突然の胸痛（深呼吸で悪化し、
10分程度で消失することが多い）

対応
酸素投与の準備 — SpO₂低下

＊下線は危険な所見

ここに
注意！

　気胸の所見や症状は、患者によって異なります。気胸の程度が軽ければ、呼吸困難は軽度〜無症状のこともあります。そのような患者では、打診や聴診でも異常がないことが多いです。逆に、肺機能が低下した患者では強い呼吸困難や著しい低酸素血症に陥ることもあります。

　また、緊張性気胸の症状（➡ p.73 の表1参照）がないか、観察の際に必ずアセスメントしましょう。

●初見時のイメージ

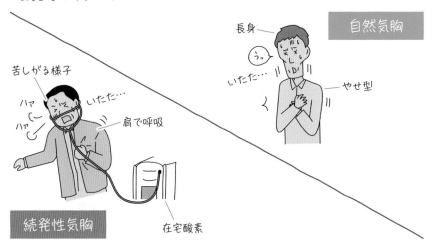

<table>
A</table>

どんな病気？

気胸とは肺になんらかの穴が開き、虚脱して胸痛や呼吸困難が生じる病態です。肺という臓器は非常に薄い膜でできた袋のような状態です。風船といってもいいかもしれません。針孔（針の穴）くらいの小さな穴が開くだけでも空気がどんどん漏れて肺が小さくなってしまいます。また、漏れた空気は胸腔の中にたまってしまいます。空気が漏れれば漏れるほど、肺がこの胸腔内の空気に圧迫されて小さくなってしまいます。

肺が潰れているから患側の呼吸音が弱くなるんだね

胸腔内に空気がたまるから、打診でポンポンと鼓音になるんだね

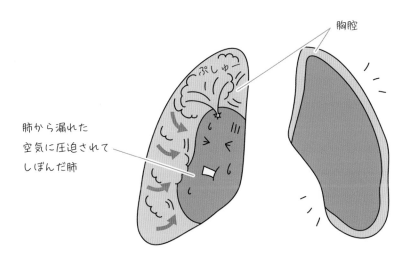

69

気胸を起こす背景疾患はさまざまであり、各種の肺疾患が背景となりえます。気胸の発症機序や病態を考慮して治療することが重要です。気胸を起こすきっかけもさまざまです。きっかけとなるものが特にないものもあれば、医原性や外傷性など気胸を起こすきっかけが明白なものもあります。

＜さまざまな気胸のタイプ＞

1 原発性自然気胸

肺に特に基礎疾患がない健常者に、肺が直接的に損傷を受けるきっかけなしに発症する気胸です。典型的には、やせた高身長の若年者に誘因なく発症します。原因としては、喫煙などによって生じた肺の脆弱部分（ブラなど）が自然破裂をすることによって気胸が生じます。通常ブラは肺尖部にできることが多いですが、例外もあります。ブラが破裂するきっかけは、運動などの気道内圧の急激な変化によって起こることが多いですが、安静時に発症する場合もあります。

2 続発性自然気胸

肺に基礎疾患があり、さまざまな脆弱部分をもつ非健常者で発症する気胸です。基礎疾患としてよく知られるのは、慢性閉塞性肺疾患（chronic obstructive pulmonary disease：COPD）やニューモシスティス肺炎、リンパ脈管筋腫症などですが、なんらかの肺疾患をもつ患者では肺のどこかには脆弱部分がある可能性が高いので、どの肺疾患でも気胸をきたす危険はあるといえます。もともと肺疾患があり、肺機能が低下している場合が多いため、原発性自然気胸と比べて重症化しやすいのが特徴です。

3 その他

1）月経随伴性気胸

続発性自然気胸の一種ともいえますが、異所性子宮内膜症を原因とする気胸です。閉経前の女性において、月経開始後 48 時間以内に気胸が発生します。エストロゲンを服用している女性では閉経後にも発生する場合があります。

2）外傷性気胸

　なんらかの胸部外傷をきっかけに肺を損傷したために発症した気胸です。多くは肋骨骨折を伴います。穿通性外傷や鈍的外傷が多いです。

3）医原性気胸

　なんらかの医療行為によって肺を損傷した場合に起こる気胸です。中心静脈カテーテル挿入時が有名ですが、そのほかにも経胸壁穿刺手技（生検）や胸腔穿刺でも起こります。機械的人工呼吸によるものも医原性といえますが、そもそも肺疾患があって人工呼吸を行っていることが多いので、続発性気胸ともいえます。手術操作に伴うものや心肺蘇生に伴うものも忘れてはいけません。

B　どんな症状？

　突発性の胸痛がよく知られます。胸痛は深呼吸によって悪化することが多いです。ただし、胸痛は 10 分程度の短時間で消失してしまうことも多いです。胸痛の原因は胸膜の損傷やこすれによって起こるもののため、肺がしっかりしぼんで（虚脱して）しまえば痛みは感じなくなることが多いです。

　続発性自然気胸など肺機能が低下した患者では、胸痛消失後に**呼吸困難**や**低酸素血症**をきたします。原発性自然気胸では肺機能は比較的保たれるため、**初期症状ののちは無症状**のまま数日過ごしてしまうこともあります。

痛みがなくなってもよくなったわけじゃないんだね

C　どうしたら診断できる？

　胸部単純 X 線画像による診断が基本です。虚脱の程度が軽いと X 線での診断はむずかしい場合もあります。左右を丁寧に見比べることや肺紋理をしっかりと確認することが重要です。また、近年では気胸の診断のために肺超音波（エコー）が用いられることも増えてきています。続発性気胸では肺の構造変化が強く、また、癒着も強くなっているため X 線では判別がむずかしく、CT の撮影が必要になる場合もあります。

　なお、気胸の重症度判断は X 線で行います。**図1** に示すように、気胸腔が鎖骨より上に限定している場合には Ⅰ 度、虚脱範囲が 50％を超えなければ Ⅱ 度、それ以上を Ⅲ 度とします。

軽い気胸の場合は聴診や打診での評価はむずかしいね。逆に聴診や打診で左右差が著明な場合には、虚脱範囲が広い（重症度が高い）可能性があるね

●図1　気胸の重症度

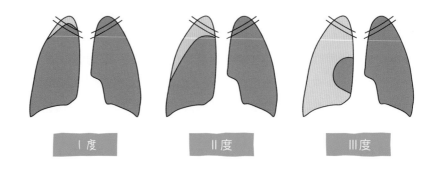

| Ⅰ度 | Ⅱ度 | Ⅲ度 |

＜緊張性気胸＞

　気胸が急速に悪化してきた場合、肺から胸腔内にどんどん空気が漏れてしまい、肺や心臓を圧迫してしまう場合があります。特に上下大静脈や右心房・左心房を圧迫するほどになると、強い胸腔内圧のために心臓に血液が戻らなくなってしまい、血圧低下・ショック状態になってしまうことがあります。このような病態、もしくはそれにいたる過程のことを「緊張性気胸」といいます。

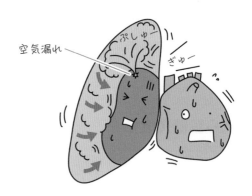

空気漏れ

　いったん気胸をみつけた場合、後述の治療が行われるまではこの緊張性気胸になる危険があります。特に人工呼吸器を装着している患者などでは、気道内圧が陽圧のため、胸腔に漏れる空気が急激に増えることがあり、緊張性気胸になる危険が高いのです。この場合、一番怖いのは循環不全にいたることなので、あらかじめ点滴ラインの確保や心電図・血圧などのモニタリングをこまめに行うことが重要です。

教えて、先生！ **どうしたら緊張性気胸に気づけるの？**

　緊張性気胸は、突然起こります。**表1**のような所見を認めたら、緊張性気胸を疑って、先輩看護師や医師に相談しましょう！

●表1　緊張性気胸の所見

	所見
症状	頻脈、血圧低下、頻呼吸、SpO_2 低下、呼吸困難、チアノーゼ
視診	胸郭の左右差（気胸側が挙上し、動きが低下する） 頸静脈の怒張
触診	皮下気腫〔皮膚を押さえると、ギュギュと雪を踏んだような感覚（握雪感）を感じる〕
打診	鼓音（ポンポンといった太鼓を叩くような音）
聴診	呼吸音の減弱（気胸側） 皮下気腫がある場合には、聴診器をあてたときに「プチプチ」という音がする

D　どんな治療？

　肺から漏れた空気を体から抜くこと（脱気）が治療になります。空気を抜く方法は2種類あり、それぞれ状況に応じて使い分けます。緊張性気胸など緊急時では、18ゲージほどの太さの留置針などを用いて一次的な脱気を行います。

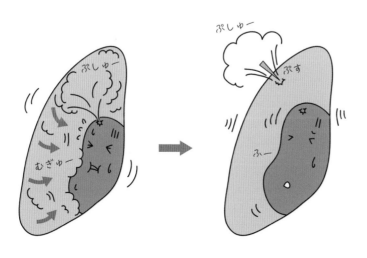

気胸による呼吸不全や循環不全が重篤な場合には、すぐにも脱気しなくてはいけませんので、もっとも簡便な方法で緊急避難的に空気を抜く必要があります。比較的状態が安定している場合では、胸腔ドレーンという管を入れてしっかり肺を広げます。肺がしっかり拡張することで瘻孔ができた部位が閉じ、漏れ（リーク）が止まることを期待します。また、それでもリークが止まらない場合には薬物などを用いた癒着療法や外科的治療を考慮します。

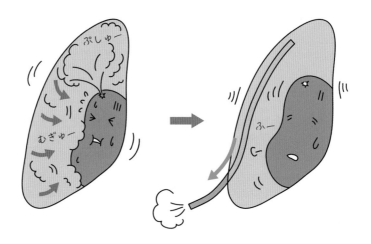

ここが POINT　胸腔ドレーンの観察

　胸腔ドレーンを挿入した後は、脱気ができているか継続的に確認しましょう（**図2**）。また、患者の状態がよければ、ドレーンをもったまま移動することが可能ですので、移動の際にドレーンが抜けたりはずれたりしないよう、しっかりと固定することが大切です（**図3**）。

● **図2　胸腔ドレーン観察のポイント**

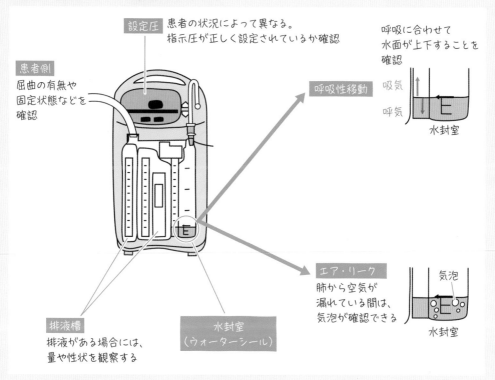

● **図3　胸腔ドレーン固定のポイント**

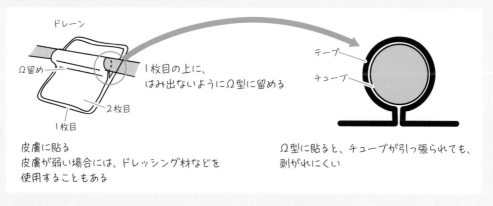

2 肺が潰れた（無気肺）

＜無気肺の患者のアセスメントと対応＞

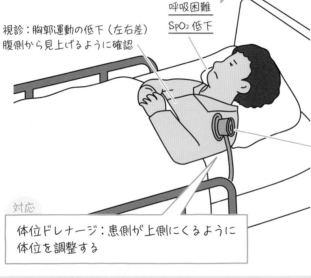

対応

気道閉塞があれば、気管吸引（特に気管挿管や気管切開の患者では
必要性をアセスメントする）
著しい低酸素があれば、酸素投与の準備（ただし、無気肺を解除し
なければ改善はむずかしい）

呼吸困難
SpO₂低下

視診：胸郭運動の低下（左右差）
腹側から見上げるように確認

打診：患側で濁音
聴診：左右差あり
　　　患側で呼吸音の消失

Point：仰臥位では、
背部が無気肺になりやすいため、
必ず背部を聴診する

対応

体位ドレナージ：患側が上側にくるように
体位を調整する

＊下線は危険な所見

　無気肺のある患者は、体位によって呼吸状態や自覚症状、SpO₂ が変化するこ
とがあります。どの体位で SpO₂ が低下、あるいは上昇するのか、患者はどの体
位が楽なのかドレナージをしながら確認しましょう。ドレナージに必要な体位で
SpO₂ が低下したり、呼吸困難が出現したりする場合には、患者への十分な説明
と時間を区切って実施するなどの工夫が大切です。

●初見時のイメージ

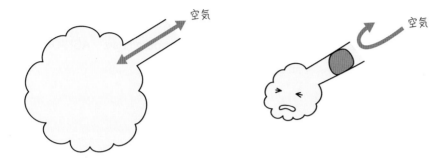

空気

空気

A　どんな病気？

　「肺が潰れる」という病態をイメージしてみましょう。肺の構造を単純化すると、肺は非常に薄い膜でできた袋です。これに気管支というストローがついており、ここから空気が出入りしている構造です。正確にはこの構造物が１つあるだけではなく、ブドウの房状に無数に集まっている状態であり、さらにそれが「区域」「葉」といったエリア／領域に分かれています。肺が潰れる状態になるというのは、この袋が潰れて空気が入らない状態になることですが、ここでは外部からの力で潰すものではなく、気管支（ストロー部分）がなんらかの原因で詰まってしまい、空気が入らなくなる状態を考えましょう。

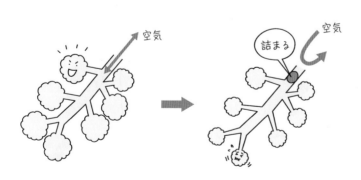

空気

詰まる

空気

　一般に、「無気肺」という病態は肺の「区域」や「葉」以上の大きなレベルでこのようなストローの閉塞が起こり、「肺が潰れてしまう」状態を指します。潰れてしまう原因はさまざまですが、もっとも私たちが目にすることが多いのは、喀痰・気道分泌物による閉塞でしょう。その

肺が潰れて空気が入ってこないから、呼吸音が弱くなったり消失したりするんだね。
肺に空気が入らないと胸郭も上がらないから、無気肺になった側の胸郭の運動が低下するんだね

喀痰などで肺が潰れているから打診では濁音になるんだね

ほかにも肺がんなど腫瘍による閉塞、気管支結核、気道異物、気管支結石などさまざまなものがあります。また、喀痰による気管支閉塞／無気肺をきたしやすい疾患として、気管支喘息やアレルギー性気管支肺アスペルギルス症（allergic bronchopulmonary aspergillosis：ABPA）などによる粘液塞栓がよく知られています。

B どんな症状？

無気肺が急に形成された（急性経過）のか、それとも慢性的にゆっくり形成された（緩徐経過）のかによって病態は異なってきます。一般に、緩徐経過で無気肺が形成されてきた場合には、あまり症状はありません。徐々に無気肺部分の換気がわるくなってきますので、生理的な代償によって徐々に無気肺部分に血液が流れなくなってきます。このため、大きな無気肺ができたとしても、それがゆっくりできたのであればそれほど激しい症状は起こらないのです。

しかし、急性に広範囲の無気肺が起こった場合にはそうはいきません。潰れた肺で酸素化されないままに血液が流れますので、非常に重篤な低酸素状態になります。いわゆるシャントという状態です（→ p.19）。強い低酸素状態に加えて呼吸困難を呈しますが、酸素投与を行っても効果は十分でない場合もあります。

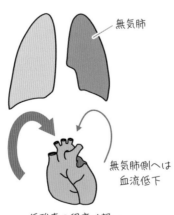

ゆっくり起こった無気肺

無気肺

無気肺側へは
血流低下

低酸素の程度は軽い

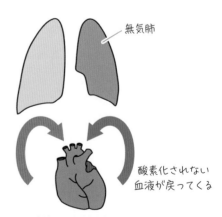

急性経過の無気肺

無気肺

酸素化されない
血液が戻ってくる

重篤な低酸素が起こる

教えて、先生!

**無気肺はどんなときに
起こりやすいの?**

無気肺は、❶長期安静臥床、❷術後、❸誤嚥、❹人工呼吸中などに起こりやすいといえます。

❶長期臥床など長時間同じ体位を続けている場合には、気道分泌物が肺の同じ場所に貯留し、肺を潰してしまいます。たとえば仰臥位では、背部に無気肺が起こりやすいということがわかります。

❷全身麻酔術後の患者では、麻酔による咳嗽反射の低下、分泌物の増加、挿管チューブによる声帯への刺激などさまざまな要因で、術後に去痰不全に陥ることがあります。術後だけでなく、挿管チューブを抜いた後の患者でも、しばしば認めます。

❸この場合の誤嚥とは、唾液などが誤って気管に入ってしまうことを示しています。これに加え、排痰が困難な患者では誤嚥したものを喀出できずに、無気肺になってしまうことがあります。

❹人工呼吸中は陽圧換気（外から空気を押し込む）になりますので、横隔膜、特に背中側の動きがわるくなり無気肺を起こしやすくなります。さらに人工呼吸器がついていると安静臥床になってしまうことも多く、また挿管チューブによって排痰に重要な線毛部分はバイパスされ、さらにチューブの刺激によって痰は増えるというトリプルパンチの状態なのです。

c どうしたら診断できる?

フィジカルアセスメントでの評価も重要ですが、無気肺の診断は画像診断によることが多いです。X線画像における無気肺の典型的所見としては、直接所見として「区域」や「葉」単位での肺野透過性の低下、含気の消失、葉間胸膜の変位があります。**図1**のX線画像をみてみましょう。これは右上葉の無気肺の画像ですが、右の上中葉間を境にきれいに右上葉の透過性が低下し、含気がなくなっています（真っ白になっています）。

●図1　右上葉無気肺のX線所見

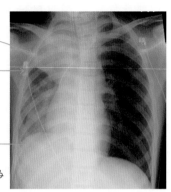

右上葉無気肺

きれいに葉間で
陰影が区切られている

右横隔膜は
右肺の虚脱の影響で
挙上して（上に引っ張られて）いる

　上中葉間は上方に変位（上のほうに移動）しているのがよくわかります。また、このほかにも無気肺では間接所見として縦隔や肺門の変位、横隔膜の挙上、病変部以外の区域・肺葉の代償性過膨張などがみられることもあります。ちなみに、**図1**のX線画像でも潰れた上葉に引っ張られて肺全体が上方に引っ張られているため、右横隔膜が挙上してしまっています。

　もう1例、別のX線画像をみてみましょう。**図2**は右中下葉の無気肺です。**図1**とは逆に上中葉間以下がきれいに無気肺になっており、透過性が低下し含気がなくなっています。縦隔は右にやや変位しており、右肺が潰れていることが想定されます。同じ患者で同時期に撮影したCTも提示しますが、右中間幹で気管支内に分泌物が貯留し、中葉・下葉が潰れた状態になっています。また、**図3**は同じ患者の気管支鏡所見です。中下葉枝がすべて分泌物により閉塞している様子がよくわかります。

●図2　右中下葉無気肺のX線、CT所見

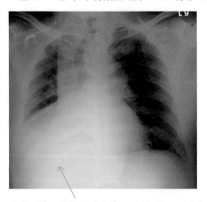

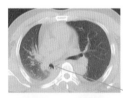

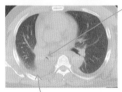

分泌物による閉塞

右中下葉の無気肺（上葉のみが残っている）

右下葉無気肺

●図3　右中下葉無気肺の気管支鏡所見

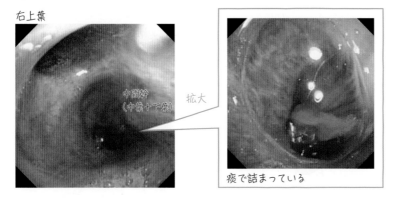

右上葉

中間幹
（中葉＋下葉）

拡大

痰で詰まっている

D　どんな治療？

　治療は気管支を閉塞している原因を取り除くことになります。気管支閉塞の原因が肺がんなどの固形状の閉塞であれば、原疾患の治療をしなければ無気肺は改善しません。

　多くの場合、無気肺を起こす原因は喀痰／気道分泌物が多いため、これをいかに喀出させるかということになります。

　通常であれば、痰を出すためには咳をさせればいいですよね。気管支内に詰まった痰を出すためには、気流を使って外に押し出す必要があります。奥から風が吹いてこなければ、詰まったものは出てきませんよね。ですが、無気肺の場合は単純に咳をするだけでは詰まった痰を出すことはできません。

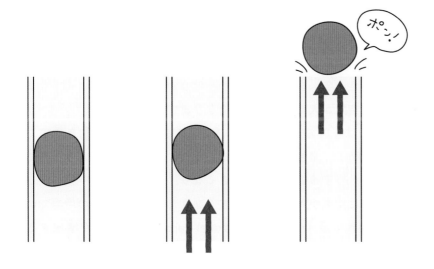

ポン！

無気肺では左の図のように、詰まった気管支より下の肺が潰れた状態になっています。このため、咳をしようとしても奥から出てくる空気がないのです。これではどれほど頑張って咳をしても、この痰を外に出すことができないのです。そのため、右の図のように奥に空気が入った状態をなんとか作り出す必要があるのです。

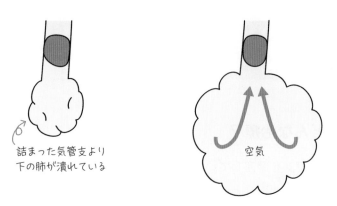

詰まった気管支より
下の肺が潰れている

空気

　もっとも単純な方法は、**図3**のように気管支鏡などを用いて、いったん痰をとってしまうことです。そうすれば奥に空気が入るようになりますので、その後は痰が出しやすくなります。

　しかし、通常はそんな簡単に気管支鏡はできないので、空気が奥に入れるように、さまざまな方法で喀痰の隙間をつくるようにします。人工呼吸器や排痰機器を用いて気道に陽圧をかける方法や、気道や胸郭に振動をかけることで喀痰に隙間をつくる方法などがあります。**もっとも有効かつ簡単にできるのは呼吸リハビリテーション**です。喀痰のための呼吸リハビリテーションには2つの方法があります。

　まず1つは**体位管理**です。無気肺が起こっている部位が上になるように体位を管理します。重力の効果によって喀痰はより下のほうに自然に下がってきます。また、上方にしたほうが胸郭の動きがよくなりますので、奥に空気が入っていきやすくなります。

　もう1つは**離床**です。体を動かすことで自然に喀痰が動きやすくなることに加えて、坐位・立位をとることによって横隔膜はより下方に下がります。そうすることで肺が大きくなり、そのぶんだけ空気の入っていない部分に空気が入っていきやすくなります。呼吸機能の用語でいえば「機能的残気量（functional residual capacity：FRC）が増加することで咳嗽力が上がる」ということです。

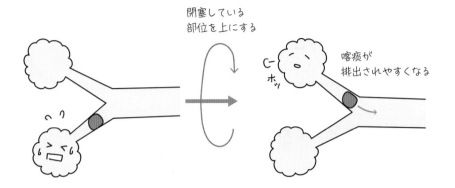

閉塞している
部位を上にする

喀痰が
排出されやすくなる

\ ここが /
POINT **体位管理**

　無気肺を予防するためには、「同一体位を長時間とらない」ことが大切です。もちろん、離床が一番ですけどね。離床がむずかしい場合には、痰を出すために、**体位ドレナージ**が重要になります。

　臨床で無気肺になりやすいのは、成人の場合は背中側です。仰臥位（上を向いて寝ること）が多いので、背部に貯留しやすいですね。この場合には、「腹臥位（**図4**）」あるいは「前傾側臥位（**図5**）」が効果的です。聴診したら「背中側の呼吸音が聞こえない」、また医師から「背中側が無気肺になっている」といわれたら、これらの体位を検討してみましょう！

●図4　腹臥位

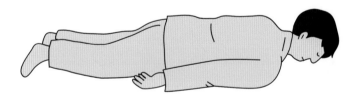

●図5　前傾側臥位（45°）

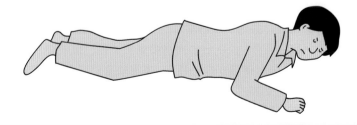

3 胸に水がたまった（胸水）

＜胸水の患者のアセスメントと対応＞

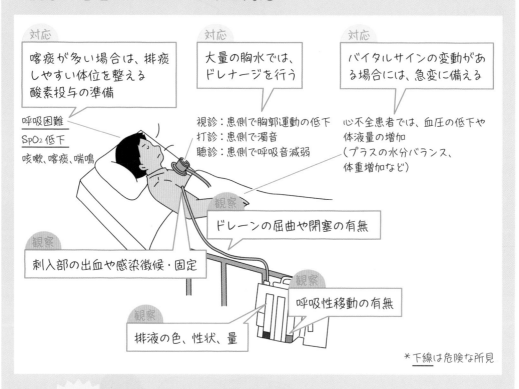

対応
喀痰が多い場合は、排痰しやすい体位を整える
酸素投与の準備

<u>呼吸困難</u>
<u>SpO₂低下</u>
咳嗽、喀痰、喘鳴

対応
大量の胸水では、ドレナージを行う

視診：患側で胸郭運動の低下
打診：患側で濁音
聴診：患側で呼吸音減弱

対応
バイタルサインの変動がある場合には、急変に備える

心不全患者では、血圧の低下や体液量の増加
（プラスの水分バランス、体重増加など）

観察
ドレーンの屈曲や閉塞の有無

観察
刺入部の出血や感染徴候・固定

観察
呼吸性移動の有無

観察
排液の色、性状、量

＊下線は危険な所見

ここに
注意！

　大量の胸水がある場合には、胸腔ドレナージを行います。ここで胸腔ドレーン管理の復習と、胸水の患者での観察ポイントをみてみましょう！

　すべてのドレーン管理に共通する観察は、「刺入部の出血や感染徴候」「ドレーンの屈曲や閉塞」「固定」です。さらに胸水の患者では、排液の色や性状、量に注意しましょう。また、もし排液がない場合、本当にないのか、閉塞してドレナージできていないのかをアセスメントするため、「呼吸性移動」を必ず確認しましょう！　呼吸性移動があれば閉塞していないと判断できます。

A　どんな病気？

❶ 水がたまった？

「胸に水がたまった状態」のことを胸水といいます。胸といわれても
いろいろですので、胸の中でもさまざまな場所に水がたまることがあり
ます。また、原因によってもいろいろですよね。まずこれをしっかりイ
メージしましょう。

胸といえば、本書は呼吸アセスメントの本ですから、「肺」をイメー
ジされる方が多いのではないでしょうか。肺というのは空気の入る袋の
ような構造ですから、確かに水を入れることは可能ですね。たとえば溺
水などでは水を吸い込んでしまうことがあります。

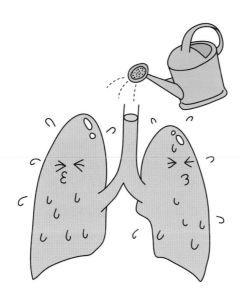

もちろんそういう病態もありますが、ここではもう少し広い視点で考
えましょう。実際に胸に水がたまる病態というと、実はいろいろありま
すよね。胸にもいろいろな臓器がありますから。

● **胸に水がたまった状態のいろいろ**

肺に水がたまった状態 ―――――→	肺水腫
肺の周りに水がたまった状態 ―――→	胸水貯留
心臓の周りに水がたまった状態 ―――→	心嚢水貯留

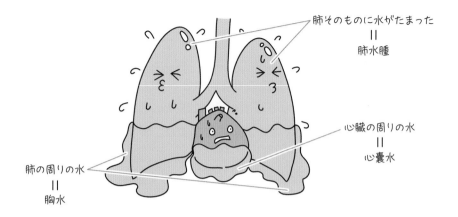

肺そのものに水がたまった
＝
肺水腫

心臓の周りの水
＝
心嚢水

肺の周りの水
＝
胸水

　一般的にはこのあたりが「胸に水がたまった」状態といえるのではないでしょうか。

　このうち肺水腫には2種類があります。「心原性肺水腫」と「非心原性肺水腫」です。それぞれ他項で説明しますが、「心原性肺水腫」は心不全による肺水腫です。うっ血によって肺に水がたまった状態となることです。「非心原性肺水腫」と聞くと「？」でしょうが、主に炎症によって起こる肺水腫のことを指します（➡ p.100）。そのうちもっとも有名なのが急性呼吸促迫症候群（acute respiratory distress syndrome：ARDS）です。ARDSはなんらかの重症疾患（敗血症や重症肺炎、多発外傷など）を背景・契機として起こる炎症性の肺水腫です（➡ p.93）。

　心嚢水貯留は心不全によるうっ血・溢水によって起こる場合が多いですが、炎症でも起こります。ウイルス性心膜炎や結核性心膜炎などの疾患です。心嚢水が増えすぎると心臓が圧迫されて十分機能しなくなります。いわゆる「閉塞性ショック」というものですね。本書は呼吸アセスメントの本なので、詳しくはお話ししませんが。

　というわけで、本項では残った「胸水」についてお話していきます。

② 胸水って？

　もう一度、人の胸部の解剖を思い出してみましょう。まず自分の胸部を触ってみてください。何が触れますか？　多くの方は皮下脂肪、筋肉、肋骨などを触れることができると思います。ぐっと押してみてください。おなかなどと比べたら結構硬いですよね。これらを「胸郭」といいます。脊椎や肋骨、周辺の筋肉や脂肪組織、これらによって構成された硬い壁に囲まれた領域です。

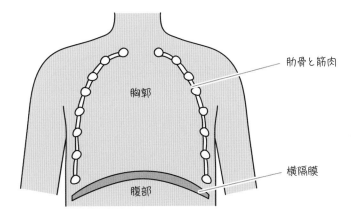

肋骨と筋肉

胸郭

横隔膜

腹部

　胸郭の下にはおなかがあり、その境界線が「横隔膜」ですね。横隔膜より上が胸部、下が腹部、となります。胸郭の中は真ん中で2つに仕切られています。心臓を含む縦隔という塊状の構造物が胸郭を左右2つに分けていて、分けられた2つのスペースが左右の胸腔ということになります。

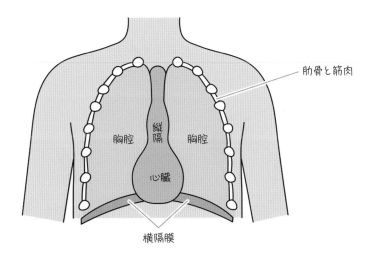

肋骨と筋肉

胸腔　縦隔　胸腔

心臓

横隔膜

　肺は空気の入った袋だということを何度かお話ししたと思いますが、この2つの袋が左右の胸腔に1つずつ入っているのです。
　胸水とはこの胸腔の中に水がたまった状態のことをいいます。

肺が水で圧迫されると呼吸困難になったりSpO2が低下したりするね。
水がたまった部分では打診は濁音になるね

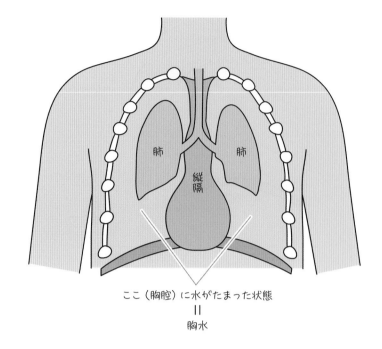

肺　縦隔　肺

ここ（胸腔）に水がたまった状態
＝
胸水

③　なぜ胸水がたまる？

　胸水が貯留する理由には2種類があります。「水が多すぎてあふれてしまう」のと「入れ物が壊れているので水が滲み出してしまう」の2つです。

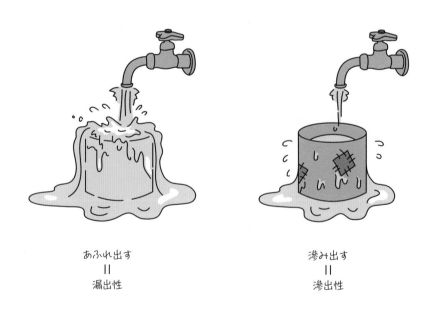

あふれ出す
＝
漏出性

滲み出す
＝
滲出性

水が多すぎてあふれてしまう状況のことを「漏出」といいます。漏出性胸水ということですね。心不全などによる溢水では体の水分量が多すぎてしまうので、体のあちこちの隙間に水がたまってしまいます。そのなかでも頻度が高いのがこの胸水です。水が漏れ出るパターンには心不全以外にも肝硬変やネフローゼ症候群などのアルブミンが低下した状態でも起こります。

アドバンス編

3

胸に水がたまった（胸水）

アルブミンが低下した患者も全身がむくんだり血圧が低下したりするから、心不全の患者と同様に全身状態の観察が必要だね

教えて、先生！ **肺以外でも水が漏れることがあるの？**

> あります。たとえば、心不全の患者では、多すぎる水分が末梢組織で漏れ出ます。これが浮腫ですね。水分は重力の影響を受けますので、特に下になっているところ（立っていれば下肢、横になっていれば体幹部の背面）に、浮腫を認めます。
> ちなみに、おなかにも水が漏れます。これが「腹水」ですね。
> 体液過剰の（水が漏れている）患者では、浮腫の位置や厚さ、体重の増減、水分バランスなどを併せて観察し、アセスメントすることが大切です。

入れ物が壊れているせいで水が滲み出してしまう状況のことは「滲出」といいます。滲出性胸水ですね。なんらかの炎症が関与していることが多く、感染や膠原病など炎症性疾患による胸膜炎が代表です。頻度が高いものには結核による胸水貯留や悪性腫瘍のがん性胸膜炎による胸水などがあります。

B どんな症状？

胸水が貯留した患者の症状は、胸水の原因や経過、貯留した量によって異なります。貯留量が多い患者ほど症状が強いと考えられますが、たとえば慢性的に胸水が貯留した場合には、あまり症状がない患者もいます。逆に、急速に貯留した患者では、著しいSpO_2低下や強い呼吸困難などを訴えることもあります。

胸膜の炎症による胸水の場合には、胸痛を伴うこともありますし、心不全によって胸水が貯留している患者では血圧低下、低アルブミンで胸

水が貯留している患者では全身倦怠感を伴うなど、原疾患によりさまざまな症状がみられます。

C　どうしたら診断できる？

　まず胸腔内の水、胸水は正常でも存在します。しかしその量は10〜20 mLほどと少なく、たとえばX線で検査してもわからないほどです。前述のように、なんらかの理由で胸水が増えてくるとX線画像で診断ができるようになってきますが、少量の場合はわかりにくいことも多いです。そんなとき、X線を読むポイントとしては、「CPアングル」という部分に注目します。

　水は重力に従って、胸腔の一番下のほうにたまりやすいです。それがここですね。通常、CPアングルの部分は鋭角に尖った形をしていますが、胸水が貯留してくることによって徐々に丸く、「鈍」の状態になります。これをCPアングルがdull（鈍）になっている、といいます。

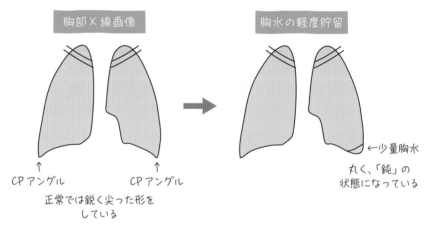

胸部X線画像

胸水の軽度貯留

↑CPアングル　　↑CPアングル

正常では鋭く尖った形をしている

←少量胸水

丸く、「鈍」の状態になっている

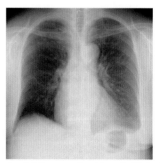

左下CPアングル鈍＝少量胸水

さらに胸水が増えてくれば、明らかに左右差が出現したり、肺の大きさが小さくなってきたりしてわかりやすくなります。

水がたまっているから打診で濁音になったり、呼吸音が弱くなったりするんだね。
空気の入る量が低下すると胸郭の運動も低下するね

量の増えてきた胸水

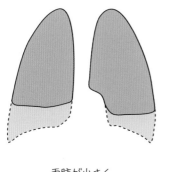

両肺が小さく
なっている
＝
両側胸水あり

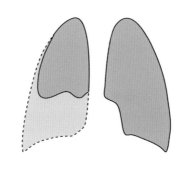

明らかな
左右差
＝
右胸水あり

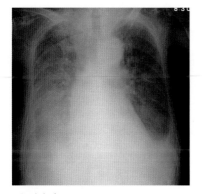

両側胸水

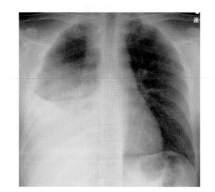

片側胸水

　胸水を診断するのにもっとも適しているのが超音波（エコー）検査です。胸部にエコーをあてることで胸水の有無が非常にわかりやすく、比較的少量でも診断が可能です。もう1つは胸部CTです。CTをとることでも胸水の診断は容易になります。

　なお、胸水の存在がわかった場合、それが「漏出性」なのか、「滲出性」なのかの判別が必要になります。原因を特定しなくては治療ができません。この際に重要になるのが、腹腔穿刺による胸水の採取です。エコーなどで確認したうえで胸水に穿刺針を用いて穿刺、胸水の一部を吸引して検査に出します。この胸水検査の結果によって「漏出性」または「滲

出性」の診断ができるようになります。一般的には漏出性では胸水は「水漏れ」による貯留をしてきますので、胸水の性状は薄い、より水っぽいものになります。胸水検査の結果でも、総蛋白値やその他の値が低い検査結果になります。一方、滲出性胸水では炎症などによる水の滲み出しが主体になりますので、胸水自体にも炎症の影響が及びます。このため、胸水検査の結果では総蛋白値やその他の値が比較的高めに出ます。これらをまとめた基準を「ライトの基準」といいます。

●ライトの基準

項目	漏出性	滲出性
胸水 TP/ 血清 TP	0.5 以下	> 0.5
胸水 LDH/ 血清 LDH	0.6 以下	> 0.6
胸水 LDH 値	血清 LDH 上限値の 2/3 未満	血清 LDH 上限値の 2/3 以上

上記の 3 項目のうち、1 項目でも滲出性であれば「滲出性胸水」と診断する。

D　どんな治療？

　胸水貯留における治療方針は原因疾患により大きく異なります。漏出性胸水であれば、主に利尿薬などで体内水分量を減らすことが多いですが、滲出性胸水では原因になっている炎症のコントロールが必要です。一部の滲出性胸水や、漏出性であっても大量であれば、胸水そのものが呼吸の抑制に強く影響することがありますので、胸水自体をドレナージすることも選択肢となります。

\ここが/
POINT　**胸腔穿刺の介助**

　胸水を採取する際には、胸腔穿刺を行います。穿刺の位置はX線やエコーなどをみながら決めますが、その際に坐位やファウラー位など、体位を変えながら評価することがあります。これは、患者にとっては大変不安なことなので、その意味と必要性を十分に説明しておきましょう。また、上半身の着衣は脱ぎますが、タオルなどで露出を避け気温も調整するなど、患者への配慮が必要です。

4 肺が真っ白になった（ARDS）

<ARDS の患者のアセスメントと対応>

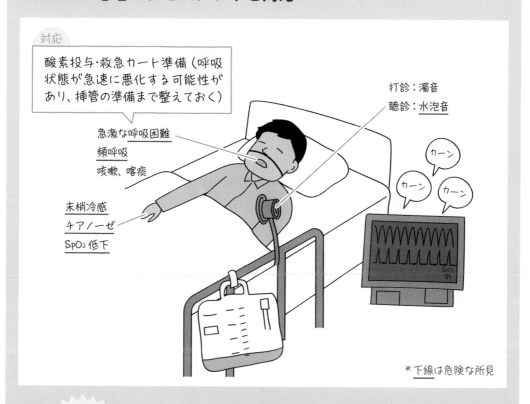

対応

酸素投与・救急カート準備（呼吸状態が急速に悪化する可能性があり、挿管の準備まで整えておく）

急激な呼吸困難
頻呼吸
咳嗽、喀痰

末梢冷感
チアノーゼ
SpO₂ 低下

打診：濁音
聴診：水泡音

カーン
カーン
カーン

SpO₂
85

＊下線は危険な所見

ここに
注意！

　ARDS は、肺炎や敗血症などさまざまな疾患が原因となり起こります。そのため、ARDS の所見と合わせて、原疾患の悪化症状を伴うことが多いです。たとえば、敗血症であれば発熱（あるいは低体温）、血圧低下や頻脈、意識障害や多臓器不全の症状を伴うことになります。

　重症患者に急激な呼吸困難などが発症した場合には、ARDS などの重篤な状態に陥った可能性を考え、観察・アセスメントすることが重要です。

A　どんな病気？

　ARDS とは acute respiratory distress syndrome の略で、日本語では急性呼吸促迫症候群といいます。ARDS とは先行する基礎疾患・外傷をもち、急性に発症した低酸素血症で、胸部 X 線画像上では両側性の肺浸潤影を認め、かつその原因が心不全、腎不全、血管内水分過剰のみでは説明できない病態の総称です。その本態は肺微小血管の透過性亢進型肺水腫であり、病理像としてはびまん性肺胞損傷（diffuse alveolar damage：DAD）を呈するとされます。

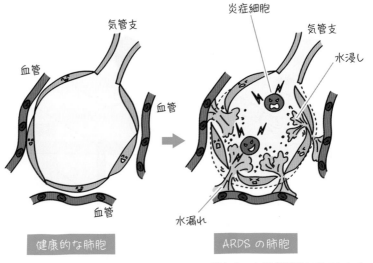

健康的な肺胞　　　　ARDS の肺胞

暴れ出した炎症細胞やサイトカインによって
細胞内が水浸し＝肺水腫になる

　以上が一般的な教科書に書いてある ARDS の説明ですが、これではチンプンカンプンですよね。もう少しわかりやすく説明してみようと思います。
　ARDS とは、さまざまな急性・重症疾患を背景とした、二次的に起こる急性肺障害です。ARDS をきたす背景疾患としては、表1に示すような疾患が知られていますが、これらの背景疾患では主病巣での炎症・損傷だけにとどまらず、全身に影響を及ぼすことが知られています。疾患が直接肺に炎症を引き起こす「直接損傷」というタイプと、炎症性サイトカインなどを通じて遠隔臓器から炎症を波及させる「間接損傷」というタイプの 2 つがありますが、起こっていること自体は同じように肺の二次性の炎症で

す。肺に炎症が起こると、肺胞上皮細胞自体も損傷され、また肺胞上皮細胞の隙間を弛め、血液・間質液が肺胞に漏れ出てきて肺水腫が起こります。

●表1　主なARDSの原因疾患

直接損傷	間接損傷
頻度の多いもの 　肺炎 　胃内容物の吸引（誤嚥）	頻度の多いもの 　敗血症 　外傷、高度の熱傷（特にショックと大量輸血を伴う場合）
頻度の少ないもの 　脂肪塞栓 　吸入障害（有毒ガスなど） 　再灌流肺水腫（肺移植後など） 　溺水 　放射線肺障害 　肺挫傷	頻度の少ないもの 　心肺バイパス術 　薬物中毒（パラコート中毒など） 　急性膵炎 　自己免疫疾患 　輸血関連急性肺損傷（TRALI）

TRALI：transfusion-related acute lung injury

[3学会合同ARDS診療ガイドライン2016作成委員会（編）：ARDS診療ガイドライン2016，日本呼吸器学会，日本呼吸療法医学会，日本集中治療医学会，p33，2016より許諾を得て転載]

肺に水がたまっているから水泡音が聞こえたりするんだね

B　どんな症状？

前述のように、ARDSはなんらかの重症疾患を背景として起こる二次性の肺障害です。このため、すでに起こっているなんらかの病気をみている最中に起こるできごととなります。ご存じのように、これらの重症疾患はきわめて急速に病態が進展します。このため、多くの場合、初診時からすでにARDSを合併していることは多いです。診断されることなくARDSがひそかに進展する状況も考えられるため、まったく関係ない疾患をみたとしても、呼吸についてのアセスメントを行うことが大切です。

SpO$_2$や呼吸数を含むバイタル測定は丁寧に行うべきですし、胸部の画像所見は必ず確認します。

だから急変対応まで考えておくことが大切なんだね

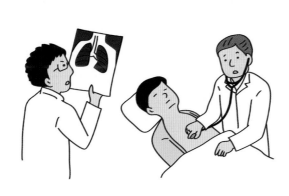

肺炎などの呼吸器合併症だと思っていても、継続的に観察して変化に気づくことが大切なんだね

また、治療経過のなかで ARDS を発症することがあります。ただしこの場合も、はじめから「ARDS としての診断」が確定している場合は少ないです。多くの場合は「術後肺炎」や「誤嚥性肺炎」であったり、「無気肺」や「肺水腫」であったりしていることが多いでしょう。これらさまざまな呼吸器合併症が実は ARDS であった、ということは多々あります。ここでも重要なのはこまめに呼吸アセスメントを行うことです。

では、ARDS はどんな症状を呈し、どのように呼吸アセスメントするのでしょうか？　これまで説明したように、ARDS はなんらかの重症疾患による二次性の肺障害です。つまり、ARDS のみを患者からみつけることはありえません。何か別の病気をみている際に「おっと、ARDS もあるじゃないか！」とみつけ出すことが重要です。

そのようななかでもっとも重要な徴候は酸素化の推移です。こまめな観察が重要であり、SpO_2 がもっとも重要です。特にはじめは安静時の SpO_2 が低下せず、何かの労作時・ケア時などに SpO_2 が低下するところからみつかることもあります。皆さんが看護師として重症患者にケアを行う際に、どのような SpO_2 の推移となるか、よく観察することが重要です。

挿管されている患者では人工呼吸器によるモニタリングが可能です。換気量や気道内圧の推移から肺コンプライアンスの変化に気づければ、早い段階で「肺に何かが起こっている」ことに気づけるでしょう。つまり、SpO_2 や人工呼吸器モニターなどから「何か変だ！」「何かに気づく！」ということが大切な呼吸アセスメントなのです。

C　どうしたら診断できる？

ARDS の診断は過去にはいろいろなものがありましたが、現在では国際的に統一されたものが使用されています。2012 年に発表された「ベルリン定義」による ARDS 診断（表 2）では、呼気終末陽圧（positive end expiratory pressure：PEEP）または持続陽圧呼吸（continuous positive airway pressure：CPAP）5 cmH$_2$O 使用下での酸素化を評価し、PaO$_2$/F$_I$O$_2$（P/F）比が 300 以下となること、1 週間以内に発症した、基礎疾患を背景とした新規肺陰影を呈すること、などがあげられています。

● 表 2　ARDS の診断基準と重症度分類

つまり、
P/F 比が 300 以下

重症度分類	Mild 軽症	Moderate 中等症	Severe 重症
PaO_2/F_iO_2 （酸素化能、mmHg）	$200 < PaO_2/F_iO_2 \leqq 300$ （PEEP、CPAP $\geqq$ 5 cmH₂O）	$100 < PaO_2/F_iO_2 \leqq 200$ （PEEP $\geqq$ 5 cmH₂O）	$PaO_2/F_iO_2 < 100$ （PEEP $\geqq$ 5 cmH₂O）
発症時期	侵襲や呼吸器症状（急性 / 増悪）から 1 週間以内		
胸部画像	胸水、肺虚脱（肺葉 / 肺全体）、結節ではすべてを説明できない両側性陰影		
肺水腫の原因 （心不全、溢水の 除外）	心不全、輸液過剰ではすべてを説明できない呼吸不全 危険因子がない場合、静水圧性肺水腫除外のため心エコーなどによる客観的 評価が必要		

ボリュームが
原因じゃないってこと

[Ranieri VM, Rubenfeld GD, Thompson BT et al：Acute respiratory distress syndrome：the Berlin Definition. JAMA 307：2526-2533, 2012 および 3 学会合同 ARDS 診療ガイドライン 2016 作成委員会（編）：ARDS 診療ガイドライン 2016，日本呼吸器学会，日本呼吸療法医学会，日本集中治療医学会，p28，2016 より引用]

　ARDS では両側びまん性の陰影（**図1左**）を呈することが一般的です。画像のみではほかの類似した疾患と区別することは困難です。

　ARDS は二次性の肺水腫であり、肺の陰影が均等に広がることが特徴的といえますが、ある程度時期が経過してくると重力効果で背側に陰影が偏ってくることが多いです。ただしこれは CT でないとよくわかりません（**図1右**）。

● 図 1　ARDS の X 線、CT 所見

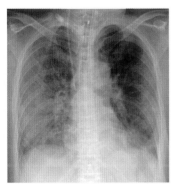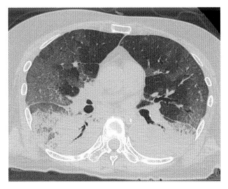

ARDS で人工呼吸器装着中の患者。人工呼吸器の F_IO_2 は 0.4（吸入酸素濃度40%）です。血液ガスデータでは、PaO_2 80 mmHg、$PaCO_2$ 50 mmHg でした。

さて、P/F 比は、いくつになりますか？

答え：80/0.4 = 200

表2を確認すると、「中等症」の重症度であるとわかります。さらに、前回の P/F 比との変化を確認することで、改善しているのか悪化しているのか、アセスメントすることができますね。

D どんな治療？

ARDS に対して行われる治療はさまざまですが、もっとも基本となるのは原疾患に対する治療です。ARDS をきたした原因疾患がきちんと治療されれば、ARDS 自体は自然に回復していくことも多いです。ただしその際に重要なのは、重篤化した肺の状態を悪化させないことです。通常、ARDS により呼吸不全が進行した場合にはなんらかの人工呼吸管理を行いますが、人工呼吸管理の設定によってはかえって状態を悪化させてしまうことがよく知られています。もっとも重要とされているのは、人工呼吸器の 1 回換気量の設定です。過去に行われた研究では、1 回換気量を 6 〜 8 mL/kg まで制限して管理したほうが、予後が改善することが証明されています。通常酸素化を改善し、呼吸状態をよくするためには 1 回換気量を増やしてたくさん換気をしたほうが酸素化はよくなります。しかし、ARDS では肺がびまん性に損傷を受けている状態なので、過剰な換気をすればするほど肺における損傷がより悪化していきます。このため、重篤な低酸素の状態にあってもなるべく 1 回換気量を制限して管理をしたほうが、結果的に予後を改善させるという考え方です。

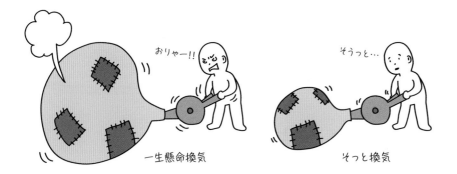

おりゃー!!

一生懸命換気

そうっと…

そっと換気

　なお、ARDS そのものを改善させるための薬物療法・治療法は、確立したものはありません。過去には副腎皮質ステロイド薬や好中球エラスターゼ阻害薬、ポリミキシンB吸着カラムを用いたエンドトキシン吸着療法などさまざまな方法が試みられてきましたが、現在までに絶対的に正しい治療法は確立できていないというのが実情です。

ここが POINT　ARDS の急性期から回復期のケア

　ARDS と診断された患者のケアでは「急変予測と対応」が重要です。観察のポイントは、冒頭の「ARDS の患者のアセスメントと対応」を確認しましょう。急性期では、人工呼吸管理と全身管理が重要となりますが、ここは集中治療室で管理されることがほとんどだと思います。ケアでは、①酸素の消費を増加させない、②合併症の予防が大切です。

　さて、命の危機を脱したら回復に向けたケアを行いますが、ここでは患者の生活にも目を向けて、患者や家族とともに進めることが大切です。具体的には、①生活環境の調整：患者のニーズやこれまでの生活を尊重したケアの提供、②リハビリテーション：患者とともに目標を立て、患者が主体的に行う早期リハビリテーション、③メンタルサポート：家族を含めた不安の軽減やストレスの緩和などです。

5 肺の中が水浸しになった
（肺水腫）

＜肺水腫の患者のアセスメントと対応＞

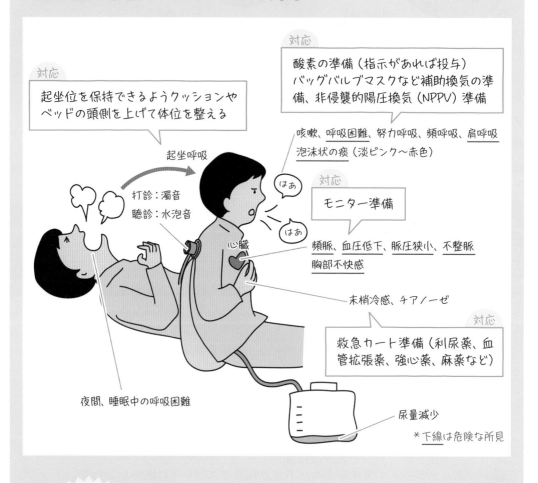

対応

酸素の準備（指示があれば投与）
バッグバルブマスクなど補助換気の準
備、非侵襲的陽圧換気（NPPV）準備

咳嗽、呼吸困難、努力呼吸、頻呼吸、肩呼吸
泡沫状の痰（淡ピンク〜赤色）

対応

モニター準備

頻脈、血圧低下、脈圧狭小、不整脈
胸部不快感

末梢冷感、チアノーゼ

対応

救急カート準備（利尿薬、血
管拡張薬、強心薬、麻薬など）

対応

起坐位を保持できるようクッションや
ベッドの頭側を上げて体位を整える

起坐呼吸

打診：濁音
聴診：水泡音

心臓

はあ

はあ

夜間、睡眠中の呼吸困難

尿量減少

＊下線は危険な所見

 ここに 注意！

　泡沫状の痰があふれてくることもありますが、気管吸引をしても吸引しきれるもの
ではありません。逆に、呼吸困難の悪化と酸素化の低下につながる可能性があります。

●初見時のイメージ

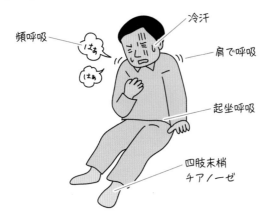

頻呼吸

冷汗

肩で呼吸

起坐呼吸

四肢末梢
チアノーゼ

| A | どんな病気？ |

　肺に水がたまって水浸しの状態になったことを「肺水腫」といいます。なんらかの原因で肺に水があふれ出してしまう状態です。まずは、「肺に水がたまってしまう病態とは何か？」というところから考えましょう。

　胸水のところでも説明しましたが、「水があふれ出す」ということが起こるには、2つのことが機序として考えられます。「水が漏れ出す：漏出性」と「水が滲み出す：滲出性」の2つでしたよね（→ p.88）。肺の水の量が多すぎると漏れ出してきてしまいますし、何かの炎症が起こっているとそこで水が滲み出してきてしまいます。肺が水浸しになるという病態はこの2つをいいます。

　それでは次は、人間の「水」はどうやって運ばれているか復習しましょう。人間の「水」は血管の中を血液として運搬されています。この血液が流れていることを「循環」といいますし、この血液運搬システムのことを「循環器」といいます。もちろんそのなかで一番大事なのは、血液を送るポンプである心臓なのですが、この循環で大事なのは水を送り出すことだけではありません。ご存じのように、酸素を全身に届けることが一番大事なのです。このため、すべての血液は循環システムのなかで必ず心臓から送り出される前に肺を通過し、肺で酸素をもらってきます。もう一度いいますが、「すべての血液は肺を通過する」のです。人間の「水」が過剰に増えた場合、もしくはこれを運ぶポンプである心臓の機能低下が起こった場合、「循環」が停滞し、あちこちに水たまりができてしまいます。そして肺にも水たまりができるというわけです。

ここで思い出しておかなくてはいけないのは、「循環」には「肺循環」と「体循環」という2つの循環があることです。

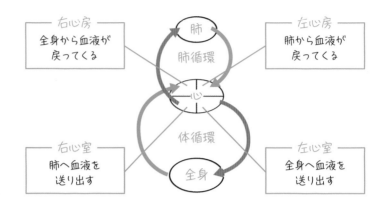

　心臓には「左心系（左心室と左心房）」と「右心系（右心室と右心房）」の2つがありましたよね。それぞれが血液を送り出す先は異なっており、「左心系」は全身に血液を送り出す「体循環」をつくり出し、「右心系」は肺に血液を送り出す「肺循環」をつくり出します。「体循環」では全身に血液を送り出すことが主な目的なので、一生懸命血液を送るポンプを使っています。つまり、左心室は強い圧力（血圧）で血液をどんどん送り出すことを目的にしていますが、「肺循環」はそうではありません。肺だけに血液を送ればいいので、比較的低めの圧（血圧）で循環を維持しています。心臓のポンプ機能が急速に低下してきた場合、最初に水たまりができやすいのが、穏やかに血液が流れている「肺循環」の中になるのです。その際に起こるのが、肺の水たまり（つまり肺水腫）ということになります。

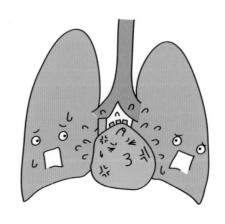

B どんな症状？

　ここまで説明したら、心不全のときに呼吸をみることの大切さには気づいてもらえるのではないでしょうか。前述のように、心臓の機能低下が起こった際には循環血液の滞留が起こりますが、ここで問題となるのは循環血液量の全体量がどのくらいなのかという点です。循環血液量が過剰な場合と欠乏している場合とで、起こることは変わってきます。循環血液量が過剰な状態であれば、さまざまな場所に血液あるいは水分がたまる、もしくはあふれる場所が出てきます。簡単にいえば浮腫ということになりますが、心不全では機能低下した心臓の直前にある肺での水たまり、肺水腫が起こるのです。肺水腫では肺酸素化能やコンプライアンスが悪化し、低酸素血症や呼吸困難などの症状が出現します。特にこれは仰臥位でより顕著に出現し、起坐位になれば楽になります。ひどくなると仰臥位になることができなくなり、いわゆる「起坐呼吸」の状態となります。逆に循環血液量が欠乏している場合には、ポンプ機能の低下が起こり、血液が全身に送り出せない状態となります。いわゆるポンプ失調や、低拍出量症候群（low output syndrome：LOS）などという病態です。これは呼吸と関係ない？　そんなことはありません。実はこういった心臓の低拍出の状態では、組織での低酸素状態が起こります。このために代わりに別のもので補おうとして、一生懸命呼吸をしようとする生体反応が起こります。つまり、「呼吸数が増える」という状態ですね。顔が青白く、冷や汗をかく辛そうな状態に加えて、息が上がった状態となってしまいます。このように心不全のような低心機能の方では、ちょっと水分過剰になると肺水腫の状態になり、ちょっと水分不足になると低拍出状態になってしまいます。

座ることで心臓に戻る血液量を減らしたり、横隔膜を下げたりして呼吸を楽にしているんだね

心臓の機能の低下を呼吸が補おうと頑張るから、呼吸と循環の症状が同時にあらわれるんだね

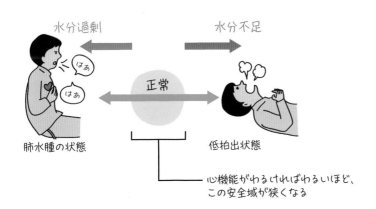

C どうしたら診断できる？ ——心不全の分類から読み解く

では改めて「心不全って何だっけ？」というところを勉強しましょう。『急性・慢性心不全診療ガイドライン』によれば、「心不全」とは「なんらかの心臓機能障害、すなわち、心臓に器質的および / あるいは機能的異常が生じて心ポンプ機能の代償機転が破綻した結果、呼吸困難・倦怠感や浮腫が出現し、それに伴い運動耐容能が低下する臨床症候群」と定義されています。なんだかむずかしいですが、わかりやすくいえば「心臓の機能低下」によって息切れやむくみなどの症状が出現することとなります。

そのうえで心不全にはいろいろな分類があります。なかでも病態をわかりやすく説明した分類として、最近ではノーリア・スティーブンソン（Nohria-Stevenson）分類というのが有名です（**図1**）。

これはフォレスター（Forrester）分類（**図2**）に近い印象のものですが、検査値などで決めるのではなく、よりわかりやすい言葉に置き換えた形になっています。

●**図1　ノーリア・スティーブンソン 分類**

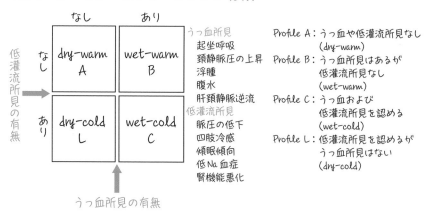

[Nohria A, Tsang SW, Fang JC et al : Clinical assessment identifies hemodynamic profiles that predict outcomes in patients admitted with heart failure. J Am Coll Cardiol 41 : 1797-1804, 2003 を参考に著者作成]

● 図2　フォレスター分類

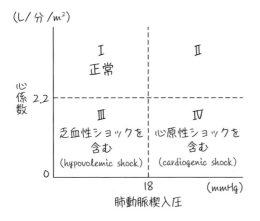

(L/ 分 /m²)

心係数

2.2

0

Ⅰ
正常

Ⅱ

Ⅲ
乏血性ショックを
含む
(hypovolemic shock)

Ⅳ
心原性ショックを
含む
(cardiogenic shock)

18　　　(mmHg)

肺動脈楔入圧

[Forrester JS, Diamond G, Chatterjee K et al：Medical therapy of acute myocardial infarction by application of hemodynamic subsets (second of two parts). N Engl J Med 295：1404-1413, 1976 を参考に著者作成]

アセスメントしてみよう！

　心不全で入院中のAさん。ベッドに座った状態で、なんだか苦しそう。末梢冷感が著明で、脈を測ると102 回 / 分、血圧は110/80 mmHg でした。下肢はむくんでおり、押さえると圧痕が残ります。Aさんは、ノーリア・スティーブンソン分類では、どこになるでしょうか？

　うっ血所見である、起坐呼吸や浮腫を認めていますので、「wet」ですね。また、低灌流所見である、末梢冷感があり脈圧（収縮期血圧と拡張期血圧の差）も小さいですから、「cold」ですね。つまり、「wet-cold：C」と判断できますね。

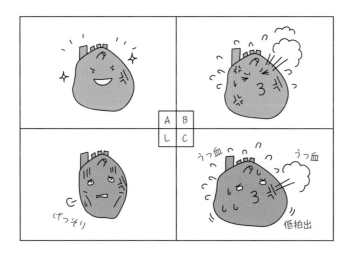

どちらの分類も、2つの軸を基本に考えており、「心拍出量が保たれているかどうか」と「肺うっ血が起こっているかどうか」の2点が重要です。心拍出量は保たれているけれど肺うっ血が悪化している状態はフォレスター分類II群ですし、ノーリア・スティーブ

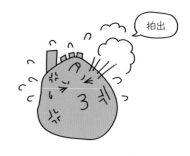

ンソン分類のB（wet-warm）になり、肺水腫が主体の状態となります。これは心臓がその機能に比べて循環血液量が多すぎてパンパンになっている状態です。このために、心臓の手前にある肺に水がだだ漏れする状態になってしまいます。

一方で、肺うっ血はないけれど心拍出量が低下した状態ではフォレスター分類III群であり、ノーリア・スティーブンソン分類のL（dry-cold）となり、LOSとなります。この状態は心臓から血液を送り出すことができないスカス

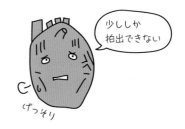

カの状態です。心拍出量が低下し、全身に血液が送り出せなくなってしまいます。このため全身が低灌流の状態になります。

フォレスター分類IV群やノーリア・スティーブンソン分類のCの心不全では、心拍出量が低下し、肺うっ血も起こっているのは非常に重症で、心原性ショックの状態ですよね。肺水腫も起こっている

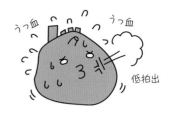

うえに、全身への灌流もできない、きわめて致死的な病態です。

それぞれの病態によって出現する症状・所見は異なりますが、「うっ血による所見」と「低灌流による所見」を別に考えたほうがわかりやすいと思います。図1にも記載がありますが、うっ血による所見としては、起坐呼吸、頸静脈圧の上昇、浮腫、腹水、肝頸静脈逆流などがよく知られています。一方で、低灌流による所見としては脈圧の低下や四肢冷感、傾眠傾向、低Na血症、腎機能悪化などが特徴的でしょう。

D　どんな治療？　──心不全の治療から考える

＜心原性肺水腫の薬物治療＞

　心不全の治療はその病態に応じて方針が異なってきます。それぞれ前述の分類に応じて説明していきます。

❶ dry-warm

　全身への灌流低下も肺水腫も、ともに起こっていない状態です。心機能低下の原因を評価し、悪化を予防する治療を行います。

❷ wet-warm

　肺水腫となっている病態を指します。いわゆるうっ血の状態ですね。低灌流の所見はない、つまり血圧は十分保たれているか、もしくは過剰に高くなっている可能性が高い状態です。

　薬物治療としては心臓の負荷を減らし、たまってしまった水分を除去することが重要です。このため、血圧に応じて降圧薬を使用し、血圧、つまり心臓に対する負担をなるべく軽くすることです。高血圧になっている原因に痛みや不穏などの要素があるのであれば、これを解除するために鎮痛薬や鎮静薬を使用するべきかもしれません。その際に気管挿管などが必要となることもあります。

　また、たまってしまった水分も減らしたいですね。体の水分を減らすため、利尿薬を使います。この際、体にたまってしまった水分がどのくらいなのか、うっ血の程度をしっかり評価し、それに見合った利尿薬を使用するのがよいです。

❸ dry-cold

　心拍出量が低下し、体全体に血液が行き渡らない状態を指します。なんらかの形で心拍出量を増やす必要があります。まず1つは心機能を上げて、心拍出量を増やすことになりますので、昇圧薬など心機能を上げる薬剤を使用する場合があります。また、循環血液量を超音波（エコー）検査などで評価し、水分量が不足しているような所見がある場合には、積極的に輸液を行います。

④ wet-cold

　全身うっ血、肺水腫をきたしたうえに十分心拍出量が保てない状態となっています。全身への血流が十分行き届かなくなっており、組織低酸素が悪化する循環不全の状態になるでしょう。治療としてはすみやかに循環動態を上げる必要がありますが、一方で輸液負荷をする余地はもはやない状態です。心拍出量を増やすような血管作動薬、ドブタミンなどを使用するなり、大動脈内バルーンパンピング（intra-aortic balloon pumping：IABP）などの補助循環が必要な状態です。

E 心原性肺水腫の呼吸管理

　心不全のうち、呼吸管理が必要となるのは2点です。1つは循環不全が極端に悪化した場合です。循環不全が悪化した場合には組織における酸素需給のバランスが崩れてしまいますので、少しでも酸素消費量を減らす必要があります。このため、しっかりと鎮静薬を使用し、体動を減らしてやる必要があります。鎮静をしっかり行えば酸素消費量が減らせますので、需給バランスが保てるようになる可能性があります。この際に鎮静レベルに応じて気管挿管、人工呼吸が必要となるでしょう。この際に注意するのは、いかに循環を維持するように管理するかという点です。たとえば過剰な呼気終末陽圧（positive end expiratory pressure：PEEP）を使用すると、心臓に戻ってくる血液量が減り、循環への悪影響が懸念されます。自発呼吸も可能な範囲で抑制したほうが酸素消費量は軽減できます。

　もう1つが肺水腫に対する呼吸管理です。肺水腫の状態では心臓がいっぱいいっぱいの状態になっているために、肺に水分が過剰に貯留してしまいます。それなら、肺循環にたどり着く循環血液量を減らしてしまうのがよいのです。もちろんそのためには前述の薬物療法で述べたように、利尿薬で体液量を減らすことが肝心なのですが、その前に呼吸管理を適切に用いることで、すみやかにこれが実現できます。心臓に戻ってくる血液量を減らすために、人工呼吸器を用いて陽圧換気、特にPEEPを使用するのです。もちろん陽圧換気は肺に対して行うのですが、陽圧は肺だけにかかるものではありません。胸、つまり胸腔全体に陽圧がかかります。胸腔内には心臓などもあるのですが、なかでも右心房や上下大静脈にも同様の圧がかかります。上下大静脈の血圧、つまり中心

静脈圧（central venous pressure：CVP）はせいぜい 5 〜 10 cmH$_2$O です。心不全の状態でこれが高くなったとしても、20 cmH$_2$O 程度までしか上昇しないでしょう。そこに PEEP や陽圧換気による圧が外部から加わると、胸腔内に静脈血流が戻ってきにくくなります。血液を全身に残したままとなり、心臓に戻ってくる血液を減らすことができるのです。これを「静脈還流量の減少」といいます。過剰な水分が軽減されれば、心臓から肺にかけての過剰な水分が急速に制限でき、肺水腫状態をすぐに改善することができます。

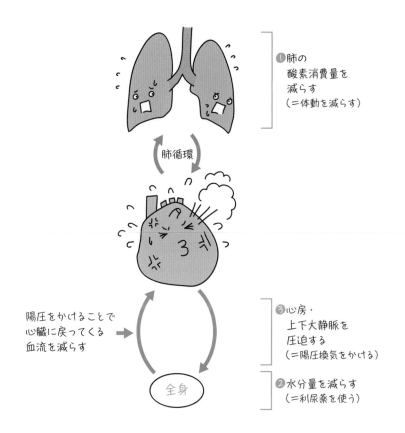

この理論をもっとも簡単に達成できるのが非侵襲的陽圧換気（noninvasive positive pressure ventilation：NPPV）、もしくは持続陽圧呼吸（continuous positive airway pressure：CPAP）です。マスクによる陽圧は非常に簡便に使用可能ですが、この NPPV を急性心不全による肺水腫患者に使用することで、すみやかに改善が得られます。実際、心原性肺水腫における NPPV、CPAP の有効性は複数の研究で証明されています。

実際に NPPV を導入する場合には CPAP モードが主です。通常は CPAP 4 〜 5 cmH$_2$O の低めの圧から開始し、血行動態や認容性をみながら必要なぶんだけ圧を高くします。いったん NPPV などによる呼吸管理によって肺水腫の状態を安定化させ、その間に血圧コントロールや利尿管理など薬物療法を行い、陽圧換気の離脱を目指します。多くの場合、心不全における NPPV は治療が奏効すれば短期で離脱が可能となるでしょう。

＼ここが／ POINT 「起坐呼吸」の見分け方と対応のしかた

❶座っている方は「起坐位」ですが、では座って呼吸している方はみんな起坐呼吸というアセスメントでもよい？

➡いえいえ、起坐呼吸は、「横になっても 1 分以内に起き上がりたくなる」状態と覚えておきましょう。もちろん、苦しくて横になれない方も「起坐呼吸」とアセスメントしてください。

❷起坐呼吸をしている患者さんの状態が悪化 !?

➡さて、座った状態ですが、どうしましょう？　ついつい、仰臥位にしたくなるかもしれませんが、患者の意識がある場合には、安楽体位を保持するようにしましょう。つまり、この場合は楽に起坐位をとれるように、枕などで補助することが大切です。起坐呼吸の患者を無理に仰臥位にすると、仰臥位にしたことで急変する可能性もあるので注意が必要です。

6 肺が炎症を起こした（肺炎）

＜肺炎の患者のアセスメントと対応＞

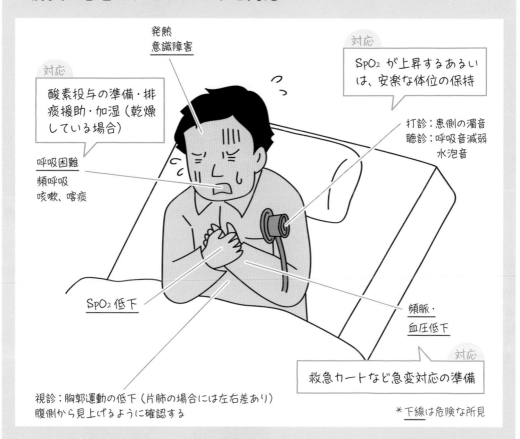

発熱
意識障害

対応
SpO₂ が上昇するあるい
は、安楽な体位の保持

対応
酸素投与の準備・排
痰援助・加湿（乾燥
している場合）

打診：患側の濁音
聴診：呼吸音減弱
　　　水泡音

呼吸困難
頻呼吸
咳嗽、喀痰

SpO₂ 低下

頻脈・
血圧低下

対応
救急カートなど急変対応の準備

視診：胸郭運動の低下（片肺の場合には左右差あり）
腹側から見上げるように確認する

＊下線は危険な所見

ここに
注意！

　肺炎は、重症度によって緊急度が変わります。重症化や急変を予測するうえ
では、「呼吸数の増加」「脈拍の増加」などが重要です（➡ p.117）。また、高齢
者や脱水の患者、意識障害や血圧低下を伴う患者は重症度が高いことが多いの
で、急変に備えましょう。

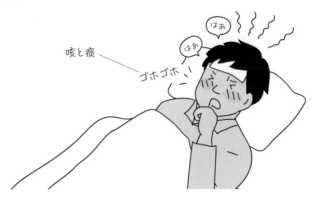

咳と痰

はあ

はあ

ゴホゴホ

| A | どんな病気？ |

A　どんな病気？

　肺で炎症が起こること、が肺炎です。ただし肺に起こる炎症もさまざまなものがあります。「肺で炎症」とすると、話が広がりすぎてしまいます。一般的に肺炎といえば、「なんらかの感染症により」「急性経過で」「肺実質の」炎症が起こることとされます。この3つがほかの類似疾患と区別するキーワードですね。

炎症部分に水や痰がたまるから打診では患側が濁音になるんだね

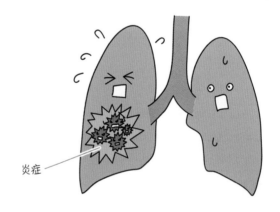

炎症

① なんらかの感染症

　さまざまな原因で肺に炎症が起こることがあります。なかでももっとも一般的なのが感染症です。では、どんな感染症が肺炎を引き起こすのでしょうか？　肺炎を起こす微生物としては細菌が主ですが、肺炎球菌やマイコプラズマなどが有名です。そのほかにもさまざまな細菌が肺炎

の原因菌として知られています。細菌以外ではどうでしょうか？　頻度は少なくなりますが、真菌でも肺炎が起こることがあります。もう1つはウイルスです。近年話題の新型コロナウイルスで起こる肺炎が非常に注目されていますが、それ以前からインフルエンザなどのウイルスでも、毎年冬になると肺炎患者が増えてしまいます。

② 急性経過

　ここで肺炎として取り扱うものは急性経過になります。咳嗽・喀痰などの気道症状から始まり、発熱や呼吸困難などの症状が急速に出現します。一般的には長くても1～2週間程度の経過で発症します。

　もちろん、急性でない肺感染症もあります。たとえば、結核菌や抗酸菌、真菌の感染などですね。亜急性から慢性に肺に微生物が感染します。これらは通常、肺炎としては分類されませんが、重要な病気です。

③ 肺実質の炎症

　肺炎は「肺実質」の炎症と定義されます。肺実質って何でしょう？これまでのさまざまなお話しで、肺は空気の入る袋だと説明してきました。その袋の中、空気の入る場所で炎症が起こることを「肺実質での炎症」といいます。

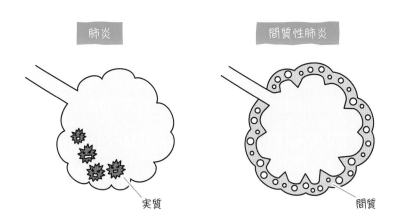

肺炎　　　　　　　　　間質性肺炎

実質　　　　　　　　　間質

肺実質が炎症だから肺胞に痰や水がたまるんだね。
肺胞に空気が入らないと呼吸音が弱くなるし、水や痰の中を空気が通ると「ブクブク」と水泡音が聞こえるんだね

　肺実質ではない部分、つまり空気を入れる袋の部分で起こる肺炎を間質性肺炎といいます。間質性肺炎はさまざまな環境要因や喫煙、膠原病などの自己免疫機序によって炎症が起こるものですが、通常の肺炎とは経過が異なり、別の病態となります。

B 肺炎の分類と症状

❶ 発症・病態による分類

　実は肺炎にはいろいろな種類があります。まずは発症の場や病態の観点からの分類方法として、「市中肺炎」「院内肺炎」「医療・介護関連肺炎」の３つを覚えましょう。市中肺炎とは、一般社会に出ている方が起こす肺炎です。院内肺炎の院内とは、病院内のことです。つまり、病院に入院中の方が起こす、二次感染や合併症としての肺炎ですね。医療・介護関連肺炎は、療養病床や高齢者施設、在宅支援など、医療や介護の支援を受けている方がきたす肺炎です。市中肺炎は基本的には市中で生活されている方が起こす肺炎ですので、基礎疾患はない、もしくは軽い方が肺炎になります。一方で、院内肺炎ではなんらかの入院を要する基礎疾患がありますし、医療・介護関連肺炎では高齢者や日常生活動作（activities of daily living：ADL）不良患者が背景となります。さらに、市中肺炎と院内肺炎、医療・介護関連肺炎では原因微生物も異なることが多く、市中肺炎と比べて院内肺炎や医療・介護関連肺炎では耐性菌の頻度が高くなります。

市中肺炎でみられることの多い微生物	院内肺炎でみられることの多い微生物
肺炎球菌 マイコプラズマ ヘモフィリス・インフルエンザ菌	黄色ブドウ球菌 緑膿菌 クレブシエラ メチシリン耐性黄色ブドウ球菌（MRSA）

　医療・介護関連肺炎では市中肺炎と院内肺炎の中間的な立場になりますので、原因菌は両者が混在した形になることが多いです。

　基礎疾患があり、なおかつ耐性菌の頻度も高くなる院内肺炎では死亡率が高くなります。なかでももっとも重篤なのは、挿管人工呼吸を行っている患者で起こる、人工呼吸器関連肺炎（ventilator-associated pneumonia：VAP）というものです。すでに人工呼吸をしている方に起こる肺炎なので、致死率が高いのは当然ですね。

❷ 原因菌による分類

　もう１つ、原因菌による分類もあります。肺炎を起こす微生物は大きく２種類に分けられます。肺炎球菌など一般的な細菌による肺炎を

細菌性肺炎といいますが、これと対比して少し非典型的な経過をとる肺炎を非定型肺炎といいます。非定型肺炎では、細菌性肺炎と比べてやや肺炎として非典型的な経過をとることと、有効な抗菌薬が異なることがあるため、あえて分類されます。

	細菌性肺炎	非定型肺炎
症状	咳嗽　膿性痰　発熱　悪寒	痰を伴わない乾性咳嗽
一般検査	白血球増加を伴う	白血球増加を伴いにくい
	肺炎球菌 ヘモフィリス・インフルエンザ菌 黄色ブドウ球菌	マイコプラズマ クレブシエラ レジオネラ

　細菌性肺炎では一般的なβラクタム系の抗菌薬（ペニシリン系やセフェム系など）が用いられますが、非定型肺炎では感染後に細胞内に寄生してしまうタイプの菌となるため、βラクタム系抗菌薬があまり効きません。代わりに、テトラサイクリン系やマクロライド系、キノロン系の抗菌薬が用いられます。

C　どうしたら検査・診断できる？

1　胸部X線

　肺炎の診断は胸部X線が基本です。胸部X線画像で、これまでなかった炎症性陰影があることが鉄則です。X線陰影については2つの種類があります。1つは比較的範囲の狭い、気管支に沿った陰影の増強や周辺の細かい陰影を呈するものを気管支肺炎といい、比較的軽症のものになります。マイコプラズマやヘモフィリス・インフルエンザ菌などで起こりやすい陰影です。一方、もっと大きな範囲の肺全体を炎症が覆ってしまうものを大葉性肺炎といいます。左右の肺は上葉・中葉・下葉という「葉」に分かれるようになっていますが、この葉全体を炎症が覆い尽くしてしまう大きな肺炎が大葉性肺炎です。肺炎球菌やレジオネラなどによるものが有名ですが、炎症の程度が強く、重症化することが多いです。

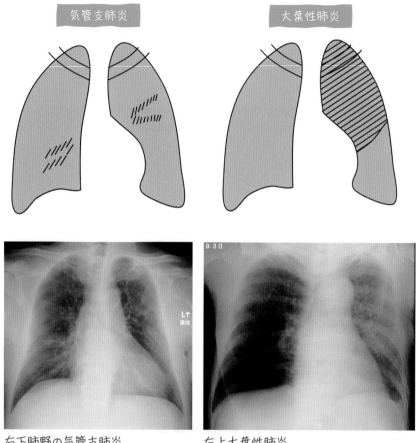

右下肺野の気管支肺炎　　　　左上大葉性肺炎

② 細菌検査

　肺炎の治療の基本は抗菌薬ですが、これまで説明してきたように、肺炎をきたす微生物にはさまざまなものがありますので、ターゲットとする菌に有効な抗菌薬を用いなくてはいけません。前述のように経過や特徴から細菌性肺炎・非定型肺炎を区別することができますが、判断に迷う場合も多々あります。その際に重要となるのが喀痰検査です。喀痰にどのような菌がいるのかを調べることで、原因菌を特定することができる場合があります。

　喀痰検査以外にも肺炎の原因菌を特定できる方法として、尿中抗原検査があります。肺炎球菌やレジオネラなどの一部の菌では、菌の一部が抗原として尿から検出されることがあり、これを検査で調べることができます。発症早期から検出することができ、検査自体も非常に簡単にできますので、手軽にできる迅速検査となります。

D　どんな治療？

　肺炎の治療は菌をやっつけることですので、抗菌薬をいかに選択するかが重要です。しかしながら、実際に肺炎を起こす菌には非常に多くの種類があることを勉強しました。せっかく薬を使うのに、効かない抗菌薬を使ってもダメですよね。このため、できれば肺炎の原因菌を特定したうえで有効な抗菌薬を使うのがよいです。ただし、喀痰塗抹検査の結果は熟練した目でみなくては間違いが起こることがありますし、培養検査の結果は数日しないとわかりません。肺炎をきたした当初に原因菌が判明しないことのほうが多いのが実情です。このため、重要となるのが「経験的治療（エンピリック治療）」になります。

　ここまで勉強してきたように、感染経路や重症度によってある程度は原因菌を推測することは可能です。状況から推測される原因菌から経験的に抗菌薬を選択し、同時に喀痰などの培養結果が判明次第、抗菌薬をよりピンポイントに絞っていくという戦略があり、これを**エンピリック治療**といいます。

　肺炎の初期治療としてエンピリック治療を行う場合、状況に基づいて抗菌薬を選択しています。このため、同じような状況の肺炎に対しては毎度同じような抗菌薬選択となる可能性があります。

E　肺炎が重症化したらどうなる？

　患者に基礎疾患があったり、高齢だったり、また、抗菌薬がうまく効いていなかったりする場合、肺炎が重症化することがあります。特に市中肺炎では、肺炎球菌やレジオネラでは重症化しやすいことがよく知られています。そのような場合、どういった病態になるのでしょうか？重症化をしっかり予測することが肺炎看護のキモになるかもしれません。

❶ 肺炎そのものの重症化

　まず肺炎そのものが重症化する場合、急性呼吸促迫症候群（acute respiratory distress syndrome：ARDS）や敗血症を起こしてくることがあります。ARDSについては本書でも他項（➡ p.93）でまとめていますので、詳しくはそちらを読んでいただけたらと思いますが、肺炎が重症化すると二次性の肺水腫を起こし、肺の炎症が全体に広がってしま

呼吸不全になると低酸素になってSpO2が低下したり、これによって呼吸中枢が刺激されて頻呼吸になったりするね。
さらに酸素不足を補うために心臓が頑張って頻脈になるね

う、重篤な呼吸不全をきたす病態になります。肺炎治療だけではなく、呼吸不全の管理が必要になりますので、酸素療法、場合によっては人工呼吸管理が重要となります。

② 敗血症

もう1つの重症化パターンが敗血症です。敗血症では炎症の全身への広がりや菌血症の併発により、血圧が低下したり、さまざまな多臓器不全が起こったりします。状況に応じて各種の昇圧薬や大量輸液が必要になり、集中治療室での管理が必要となる状態です。悪化する場合には非常に急速に進行することがあるため、早期にみつけることが重要です。

教えて、先生!　**どうすれば、早めに気づける？**

発見のためには、「qSOFA（quick sequential organ failure assessmet）スコア」が推奨されています。

qSOFA スコア　3項目のうち2項目陽性で診断する
呼吸数22回/分以上 意識障害（GCS 15点未満） 血圧 100 mmHg 以下

GCS : Glasgow Coma Scale

このqSOFAスコアで2項目以上が陽性だった場合、敗血症を疑わなくてはいけません。肺炎を含む感染症患者をみた場合、これらの項目をきちんと評価することが重要です。

このスコアは、肺炎の患者だけではなく、すべての感染症の患者に使えます。感染症の患者の看護をするときには、必ずチェックして「悪化に気づける！」看護師を目指しましょう！

もし敗血症と診断されたら、早期の治療介入が必要で、最近特にいわれているのが「hour-1バンドル」で、日本語にすると「1時間以内にやらなければいけないこと」ですね。

hour-1 バンドル（1 時間以内にやらなければいけないこと）
❶乳酸値を測定しよう
❷抗菌薬投与前に血液培養を採取しよう
❸広域抗菌薬を投与しよう
❹低血圧または乳酸値上昇があれば急速輸液（30 mL/kg）をしよう
❺それでも平均血圧が 65 mmHg 以上なければ昇圧薬を使おう

　非常にシンプルでわかりやすいですね。敗血症では早期治療が重要です。ちなみに初期の急速輸液は 30 mL/kg です。体重 50 kg の方で 1.5 L ですが、これを 1 時間以内に入れなければいけませんので、かなり慌ただしいですよ。

\ここが/ POINT　酸素化を維持して、ADL 低下を防ぐ

　高齢の肺炎患者では、回復まで時間がかかったり、肺炎を繰り返したりしますので、肺炎の治療と並行して日常生活でのケアがとても重要になります。

　たとえば、呼吸困難が強ければ食事量も運動量も減ってしまい、すぐに栄養状態の悪化や ADL の低下をきたします。1 日をとおして、安楽な体位、確実な酸素投与、タイミングを合わせた排痰援助、呼吸困難が出現した際のすみやかな対応、適度なリハビリテーションなどを行うことが大切です。

7 急にわるくなる!?　Part 1 （気管支喘息）

＜気管支喘息の患者のアセスメントと対応＞

対応
発作時の指示を確認し、実施する。
吸入後、症状が改善したことを確認する。
改善がなければ、悪化の可能性をアセスメントする

対応
発作の強度をアセスメントする。また、継続的に観察し、悪化を見逃さない

聴診：連続性の副雑音（ウィーズ）
・軽症では「強制呼気」で確認するとわかりやすい
・音が高いほうが、通過障害が高度である可能性が高い

呼吸困難　呼気延長
喘鳴（主に呼気、重症な場合は吸気・呼気）
咳嗽
会話困難（短い会話、頻繁な息継ぎなど）
起坐呼吸（やや前屈した体位）

対応
安楽体位の保持

SpO_2 低下

対応
酸素投与の準備
酸素投与後も呼吸状態の改善がない場合には、非侵襲的陽圧換気（NPPV）や気管挿管などが必要になることも考え準備する

＊下線は発作・強度を示す見逃せないサイン

ここに注意!

　発作は夜間や早朝に起こりやすいので、喘息発作が出現したタイミングを確認しましょう！
　また、観察途中でどんどん悪化することもありますので、喘息発作を疑ったらほかの看護師にも状況を伝え、対応が遅れないようにしましょう。

●初見時のイメージ

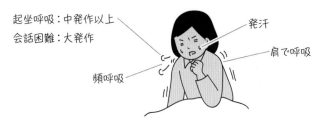

起坐呼吸：中発作以上
会話困難：大発作
発汗
肩で呼吸
頻呼吸

A　どんな病気？

『喘息予防・管理ガイドライン2018』によれば、気管支喘息（以下、喘息）とは、「気道の慢性炎症を本態とし、変動性を伴った気道狭窄（喘鳴、呼吸困難）や咳などの臨床症状で特徴付けられる疾患である」と定義されています。でもこれではちょっとむずかしいですよね。わかりやすくいうと、「アレルギーなどなんらかの炎症が気管支にある」ということがもとになります。ただ、こういう「炎症」があるというだけでは喘息にはなりません。この「炎症」をもとに、喘鳴とか呼吸困難とか、咳といった「臨床症状」があるということが喘息の定義となります。しかもこの「臨床症状」は「変動性をもつ」ということが重要です。また、この変動がより大きくなって、日常生活に支障が出る状態になると、これを「喘息発作」といいます。喘息発作はアレルゲン曝露、気候変動、ウイルス感染などさまざまな原因で起こります。前述のように、喘息はもともと症状が変動する病気なので、何かのきっかけで急に悪化してしまうのです。

　では、なぜこのように症状が変動するのでしょうか？　喘息という疾患はなんらかのアレルギーを背景とします。アレルギーはわかりますよね？　人体に接触したさまざまな物質に対する過敏・過剰な免疫反応のことです。このアレルギー反応が気管支で起こるのが喘息ということになります。肺の解剖を思い出してください。肺は「肺胞」と「気管支」でできています。吸った空気は気管支を通って肺に取り込まれ、ここで体にとって必要な酸素を血液に取り込み、また気管支を通って外に排出されます。この空気の通り道である気管支で、入ってきた異物と免疫細胞が戦いを繰り広げるわけですが、この戦いが過剰なものになれば「アレルギー」として過剰な炎症を起こしてしまうわけです。そして、アレルギーが起こるときだけ症状が悪化するため、症状が変動、時には「急

にわるくなる」ことがあるのです。

　過剰な炎症の結果、気管支が細くなり、気道狭窄ということが起こってしまいます。空気の通り道が細くなれば「息苦しさ」が出現しますし、炎症の結果、分泌物が過剰産生されれば「喀痰」や「咳嗽」のもとになるわけです。

　この気管支の炎症が長期に続くと、細くなった気管支がそのまま固定してしまう場合があります。比較的高齢者の喘息でみられる所見ですが、こうなってくるとこれまで「変動」のある症状が特徴だったのですが、症状も「固定」してしまいます。高齢者の喘息では肺機能が慢性的に低下していたり、普段から息切れがあったりすることもあります。

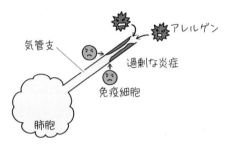

B　どんな症状？

　症状としては、前述のように変動性を伴う気道症状（咳・痰・呼吸困難）が特徴です。喘息を疑う患者では、まず症状がいつ、どんなときに起こりやすいかよく聞いてみましょう。季節性の変動だけではなく、日内変動も重要です。気温の変動は喘息症状の刺激となりますので、日中と比べて朝夕のほうが症状が出やすいのが特徴となるでしょう。

　さらに、通常の範囲を超えて悪化した場合が「発作」となりますが、症状は急速に増悪し、喘鳴・呼吸困難などが出現します。発作の強度は表1に示すような項目が目安となりますが、もっとも重要なのは呼吸困難の程度です。ただし、ほかの項目でより重症と考えられる項目があれば、そちらを優先し、より重症としてとらえるべきでしょう。一般的には「苦しくて横になれない」症状があれば、中発作以上とします。また、「苦しくて会話が十分にできない」症状があれば大発作とします。大発作では会話が単語ごとに途切れ途切れになり、途中で息継ぎが必要になります。

　なお、喘息では聴診所見において「ウィーズ（wheeze）」と呼ばれる音が聞こえることがよく知られています。ウィーズといえば、「ヒュー」といった比較的高めの連続音が聴診で聞こえることですが、喘息のよう

● 表1　喘息発作の強度と目安となる発作治療ステップ

発作強度	呼吸困難	動作	検査値の目安				発作治療ステップ
			PEF	SpO₂	PaO₂	PaCO₂	
喘鳴／胸が苦しい	急ぐと苦しい動くと苦しい	ほぼ普通	80%以上	96%以上	正常	45 mmHg未満	発作治療ステップ1
軽度（小発作）	苦しいが横になれる	やや困難					
中等度（中発作）	苦しくて横になれない	かなり困難かろうじて歩ける	60〜80%	91〜95%	60 mmHg超		発作治療ステップ2
高度（大発作）	苦しくて動けない	歩行不能会話困難（会話の途中で息継ぎが必要）	60%未満	90%以下	60 mmHg以下	45 mmHg以上	発作治療ステップ3
重篤	呼吸減弱チアノーゼ呼吸停止	会話不能体動不能錯乱意識障害失禁	測定不能				発作治療ステップ4

［日本アレルギー学会喘息ガイドライン専門部会（監）：喘息予防・管理ガイドライン2018，協和企画，東京，p137，2018より許諾を得て転載］

に気管支が狭窄する病態では細い気管支を通って呼吸をするために、笛を吹くような高い音が出るようになります（➡ p.129）。ウィーズは主に呼気時に出ることが多く、息を吐くときにヒューッという高い音が出ます。狭窄の程度が重篤になればなるほどより高い音が聞こえるようになりますが、あまりひどくなると silent chest といって、まったく呼吸音がしなくなってしまうことがあります。もちろんとても危険な状態です。

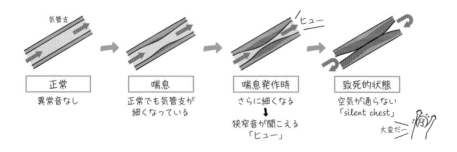

教えて、先生！　**強度が違う所見をみたら、どう判断すればいいの？**

　たとえば、「苦しくて横になれないけど、動ける」患者がいたとします。SpO₂ 89%だったとき、発作強度は中等度？　それとも高度？　悩みますよね。
　実際に患者をみると、**表1**のとおりにはいかないものです。もし発作強度の違う所見をみたら、最重症の強度のほうで判断するようにしましょう。

C どうしたら診断できる？

　実は喘息には明確な診断基準はありません。各種の検査をしつつ、「臨床的に判断する」ことが重要視されています。つまり、前述のような病態をイメージしながら、各種の検査から「アレルギーによって気管支で炎症が起こっていること」を推測し、それが「変動する気道症状」の原因になっていることを突き止めるのが重要です。このため、さまざまな検査を組み合わせて行うことが多いです。そのなかで以下の3つが喘息診断に重要となります。ただし、これらは発作時にできる検査ではありません。発作の診断は検査に頼るのではなく、臨床的判断が重要になります。

1 可逆性検査

　喘息の特徴は「変動性があること」だと説明しました。実際に検査で呼吸機能が変動することを確認するのが、この「可逆性検査」です。

　呼吸機能検査をまず行い、その後に気管支拡張薬［プロカテロール（メプチン®）、サルブタモール（サルタノール®）など］を吸入し、20分後にもう一度呼吸機能検査を行います。1回目の呼吸機能検査で測定した1秒量が、吸入薬の影響でどのくらい増えるかを評価する検査です（1秒量が12％以上かつ絶対値200 mL以上の改善が基準）。本検査で1秒量が増えるということは、気管支拡張薬によって「呼吸機能が変動する」ことが証明されるわけです。

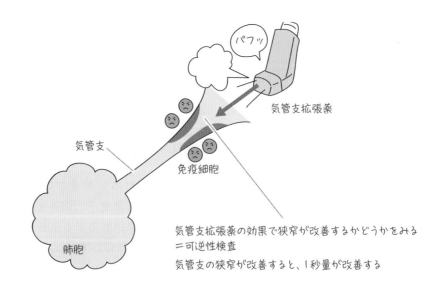

気管支拡張薬

気管支

免疫細胞

肺胞

気管支拡張薬の効果で狭窄が改善するかどうかをみる
＝可逆性検査
気管支の狭窄が改善すると、1秒量が改善する

② 気道過敏性検査

　気道過敏性検査は少し複雑なものですが、前述の可逆性検査の逆と考えていただければ結構です。つまり、アセチルコリンやヒスタミンなど喘息の刺激物質を吸入し、徐々に濃度を濃くしていった際の呼吸機能の推移をみます。これで呼吸機能が基準より低下するようなら、気道過敏性が陽性ということになります。刺激物質を吸入する検査のため、喘息発作を誘発するリスクがあり、呼吸機能低下症例や喘息コントロール不良な症例では検査することができません。

③ 気道炎症の検査

　アレルギーによる炎症が気道に起こっていること自体を検査で調べる方法です。これにはいくつかの方法がありますが、まず直接的にみる方法として、喀痰中の好酸球を調べる方法があります。

　また近年では、呼気中の一酸化窒素（NO）を測定する検査が増えてきています。気道の好酸球性炎症があると NO が産生され、呼気中に排出されます。これを測定することで気道の好酸球性炎症、つまりアレルギーの存在を評価することができます。呼吸機能検査がきちんとできない小児や重症例でも測定できるため、広く使われるようになってきています。

D　どんな治療？

　喘息の治療は「安定期」と「発作期」の２つに分けて考えるとわかりやすいです。というより、安定期と発作期で治療内容がまったく異なります。また、それぞれどちらかの治療だけをやっていても十分とはいえません。

＜喘息「安定期」治療＞

　喘息安定期の治療は、その時点で起こっている咳などの症状をコントロールするためだけではありません。つまり、「発作を起こさせない予防」と「将来的な呼吸機能低下の予防」という、今後の悪化を予防することが重要となります。このため、症状がなくなったから治療をすぐにやめていいということではありません。医療者側と患者とでよく話し合って、長期的に治療を管理していくことが重要です。また、薬物療法のみなら

ず、吸入抗原を回避するような生活指導は非常に重要であり、十分な患者背景の把握が必要です。

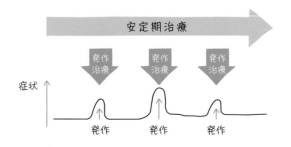

では具体的な治療法をみていきましょう。

❶ 吸入ステロイド薬

　もっとも重要な治療法は吸入ステロイド薬の使用です。吸入ステロイド薬は、抗炎症作用のあるステロイド薬を、喘息の一番の主病巣である気管・気管支に直接吸入するものです。治療効果・副作用の面からも、きわめて有効性・安全性が高い方法といえます。吸入ステロイド薬は喘息症状を軽減するだけでなく、生活の質（quality of life：QOL）や呼吸機能を改善し、発作回数や重症度を改善し、喘息死を減少させることが知られています。

　ただし、吸入薬は内服などと異なり、吸入手技のうまさや自己管理が重要となります。このため、いかに吸入指導を適切に行うかが重要です。かかりつけ薬剤師との連携も含め、医療チームでのかかわりを大切にしていくべきです。また、喘息診療にかかわる看護師にも吸入指導のスキルが求められます。

❷ 長時間作用性気管支拡張薬

　十分な吸入ステロイド薬を使用しても自覚症状や低肺機能が残る患者に対して適応となります。長時間作用性 β_2 刺激薬（long-acting β agonists：LABA）が基本ですが、不十分な場合には長時間作用性抗コリン薬（long-acting muscarinic antagonists：LAMA）も使用できます。長時間作用性気管支拡張薬は、気管支を拡張することによる自覚症状の軽減だけでなく、分泌物の排出をうながす効果や、ほかの吸入薬をより末梢気管支に届かせる効果もあります。

❸ その他の薬

追加治療薬として、ロイコトリエン拮抗薬やテオフィリン製剤などがあります。また近年では、難治性喘息に対して抗 IgE 抗体、抗 IL-5 抗体など特殊な生物学的製剤も使用可能となっています。

＜喘息「発作期」治療＞

喘息発作の治療目標は、すみやかに発作状態を改善させることです。『喘息予防・管理ガイドライン 2018』で提示されている表を示します（表2）。要するに、治療ステップを状態・治療反応性に合わせて徐々にステップアップしていくことが重要なのです。一般的には、治療開始 1 時間以内に治療目標が達成されなければ、治療をステップアップさせます。

● 表2　喘息の発作治療ステップ

	治療	対応の目安
発作治療ステップ 1	短時間作用性β_2刺激薬吸入 ブデソニド／ホルモテロール吸入薬追加（SMART 療法施行時）	医師による指導のもとで自宅治療可
発作治療ステップ 2	短時間作用性β_2刺激薬ネブライザー吸入反復 酸素吸入（SpO₂ 95%前後を目標） ステロイド薬全身投与 アミノフィリン点滴静注併用可 0.1%アドレナリン（ボスミン®）皮下注使用可	救急外来 ・2 〜 4 時間で反応不十分 ・1 〜 2 時間で反応なし　〕入院治療 入院治療：高度喘息症状として 発作治療ステップ 3 を施行
発作治療ステップ 3	短時間作用性β_2刺激薬ネブライザー吸入反復 酸素吸入（SpO₂ 95%前後を目標） ステロイド薬全身投与 アミノフィリン点滴静注（持続） 0.1%アドレナリン（ボスミン®）皮下注使用可 吸入短時間作用性抗コリン薬併用可	救急外来 1 時間以内に反応なければ入院治療 悪化すれば重篤症状の治療へ
発作治療ステップ 4	上記治療継続 症状、呼吸機能悪化で挿管 酸素吸入にもかかわらず PaO₂ 50 mmHg 以下および／ または意識障害を伴う急激な PaCO₂ の上昇 人工呼吸、気管支洗浄を考慮 全身麻酔（イソフルラン、セボフルランなどによる）を考慮	ただちに入院、ICU 管理

[日本アレルギー学会喘息ガイドライン専門部会（監）：喘息予防・管理ガイドライン 2018, 協和企画，東京，p138, 2018 より許諾を得て転載]

❶ 短時間作用性気管支拡張薬

喘息発作のもっとも基本になるのが気管支拡張薬です。すみやかに短時間作用性β_2刺激薬（short-acting β agonists：SABA）の投与を行うべきです。またこの際、発作時はできるだけ吸入薬はネブライザーでの吸入がすすめられます。喘息発作により呼吸機能が低下している状態では頻呼吸になりやすく、時間をかけて吸入をしたほうがより効率がよく

なるためです。中発作以上では SABA 吸入を繰り返し行い、最大限まで効果を高めますが、一般的には 20 分サイクルで連続 3 回まで吸入を行うのがよいとされます。

② ステロイド薬全身投与

中発作以上の喘息発作では、吸入薬のみでは治療効果が十分ではありません。気管支が閉塞してしまえば、吸入薬は炎症を起こしている気管支に薬剤が届かないのです。このため、炎症コントロールとして全身性ステロイド薬を投与します。一般的に、ステロイド薬の全身投与が有効となるために数時間はかかる可能性があるため、当初の数時間は十分なモニタリングのうえで慎重に管理します。

アスピリン喘息の可能性がある患者では、ステロイド薬の一部（コハク酸エステル構造をもつ薬剤）で喘息発作がむしろ誘発される可能性があるため、デキサメタゾンやベタメタゾンなどコハク酸エステル構造をもたないものが推奨されます。

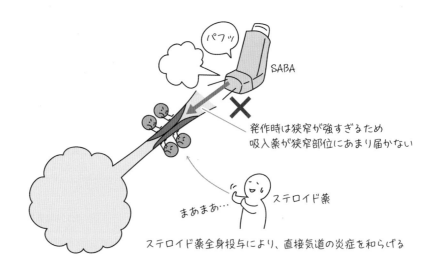

発作時は狭窄が強すぎるため
吸入薬が狭窄部位にあまり届かない

ステロイド薬全身投与により、直接気道の炎症を和らげる

③ その他

前述の治療で十分でない場合、テオフィリン製剤や抗コリン薬など、その他の気管支拡張薬を使用します。さらに重症例ではアドレナリン皮下注が有効な場合があります。

④ 非薬物療法

喘息発作では積極的に酸素投与を行います。SpO_2 が 90% 以下に低下

している場合はもちろんですが、比較的 SpO_2 が保たれている場合でも頻呼吸でかろうじて酸素化を維持している場合もあり、その場合は早晩呼吸筋疲労から酸素の低下を生じる可能性があるので注意が必要です。頻呼吸のある症例では、SpO_2 が保たれていても予防的に酸素投与を行ってもよいとされます。

酸素投与を行っても SpO_2 が十分に維持できない症例や頻呼吸が続く症例では、なんらかの呼吸管理を検討します。一部の報告では非侵襲的陽圧換気（noninvasive positive pressure ventilation：NPPV）が有効とするものもありますが、NPPV のガイドラインではあくまでも専門施設・NPPV 習熟施設に限ってすすめられています。

ステップ 4 以上の重症例では気管挿管人工呼吸管理を検討しますが、喘息発作の呼吸管理は容易ではなく、専門施設で行われるのが望ましいとされます。

＼ここが／ POINT　ウィーズの聞こえ方で悪化に気づく

喘息発作の患者は「ゼーゼー」「ヒューヒュー」といった呼吸音をイメージすると思いますが、あの音の聞こえ方で重症化に気づくことができます。

●ジョンソン（Johnson）分類

程度	状態
0度	ウィーズがまったく聴取できない
1度	強制呼気時のみ聴取できる
2度	平静呼気時にも聴取できる
3度	平静呼気下で、吸気・呼気ともに聴取できる
4度	サイレントチェスト（呼吸音の減弱）

見逃せないポイントは、「吸気・呼気」の観察です。音がどのタイミングで聞こえているのかしっかり観察しましょう。呼気だけで聞こえていたウィーズが吸気時にも聞こえるようになったら悪化のサインです。体位や症状、呼吸状態を観察し、医師へ報告しましょう。吸入や点滴などの指示が出た場合も、患者のそばから離れずに、症状の改善の有無を確認することが大切です。

ところで、呼吸音を聞いてみると、肺のいろいろなところから、いろいろな音が聞こえてくることがあります。細気管支はたくさんあるので、狭窄したそれぞれの細気管支から音が聞こえるわけですね。「いろいろ聞こえる＝たくさん狭窄している」ということですから、いろいろな音がたくさん聞こえるほうが発作の強度が強い場合が多いことも知っておきましょう。

8 急にわるくなる!?
Part 2（COPD 増悪）

＜COPD 急性増悪の患者のアセスメントと対応＞

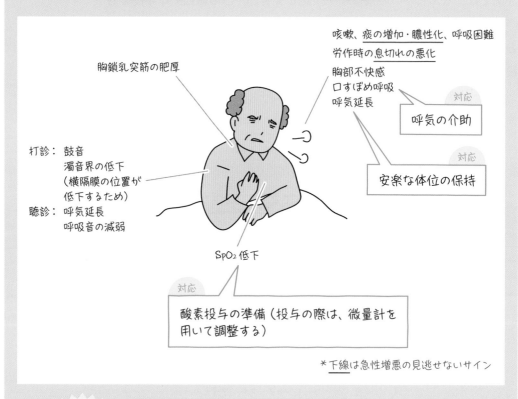

咳嗽、痰の増加・膿性化、呼吸困難
労作時の<u>息切れの悪化</u>
胸部不快感
口すぼめ呼吸
呼気延長

対応 呼気の介助

対応 安楽な体位の保持

胸鎖乳突筋の肥厚

打診： 鼓音
　　　濁音界の低下
　　　（横隔膜の位置が
　　　低下するため）
聴診： 呼気延長
　　　呼吸音の減弱

SpO_2 低下

対応 酸素投与の準備（投与の際は、微量計を用いて調整する）

＊<u>下線は急性増悪の見逃せないサイン</u>

ここに
注意!

　　酸素投与の際には、CO_2 ナルコーシスへの注意が必要です（➡ p.160）。SpO_2 が上昇しすぎないよう（患者の目標値を確認するが、一般的には 88 〜 92％程度を目標とする）酸素投与量を調整します。ただし急変時には、低酸素血症を避けるために高流量で酸素が投与される場合があります。その際には呼吸数の減少や意識障害など、CO_2 ナルコーシスの症状を継続的に観察しましょう。また、並行して救急カートも準備しておきましょう。

●初見時のイメージ

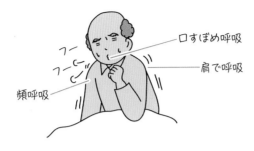

口すぼめ呼吸

肩で呼吸

頻呼吸

A　どんな病気？

1 COPD

　まずは慢性閉塞性肺疾患（chronic obstructive pulmonary disease：COPD）についてみてみましょう。COPD とは、主にタバコの煙を原因とする慢性肺疾患です。主な病態としては、末梢気管支の閉塞・狭窄と肺構造の破壊による気腫化の 2 つが混ざった状態となります。もう少し詳しく説明しましょう。どうもタバコの煙というものは人体にとって非常に害の大きい物質のようで、長期間の曝露によって気管支で炎症をきたしてしまいます。その結果、気管支が経年的に細くなっていってしまうのです。空気の通りがわるくなってしまうということです。さらに肺自体も破壊されていってしまいます。その結果、細かい肺胞構造がなくなり、肺実質内に「気腫」という穴がたくさん開いてしまった状態となります。

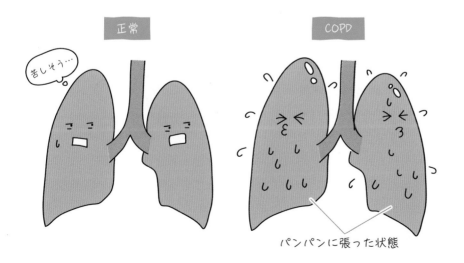

正常

COPD

苦しそう…

パンパンに張った状態

正確には、穴が開くというよりは、肺がスカスカになるというほうが正しいかもしれません。スカスカに軟らかくなった肺はその構造を維持することができず、どんどん膨らんでしまうのです。その結果、残っている気管支が潰れてぺしゃんこになってしまいます。この気管支の潰れは息を吐くときにより強くなります。この結果、吸った空気を呼出することができず、どんどん肺が膨張、つまり過膨張の状態になってしまいます。しかも、この呼出困難の状態は患者が息苦しく、呼吸が荒くなればなるほどより呼出困難となります。これを専門用語で「動的肺過膨張」といいます。また、このように過膨張として肺に空気がたまりこんでしまう、出し切れなくなっている空気をエアートラッピングといいます。これは大変苦しい状態です。

体験してみよう！　エアートラッピング

　皆さんも一度やってみましょう。まず息を大きく吸います。そこから息を吐いてはいけません。そのまま胸を広げた状態で息を吸って、そして吐かずにまた吸ってください。これが「肺過膨張」という状態です。苦しいですよね。患者はこんな状態で呼吸をしています。

　COPDでは息を吐くことが十分にできないので、このような「肺過膨張」状態になってしまうのです。そして、息を十分吐くことのできないCOPDの患者は、普段から息を吐くことに力を注ぐことになります。具体的には吸気

●エアートラッピングの図

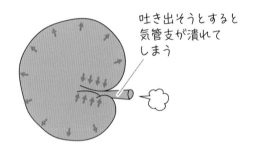

吐き出そうとすると気管支が潰れてしまう

時間の倍以上の時間を呼気時間に割く必要があります。また、このように空気を吐き出すことがむずかしくなっている原因には、エアートラッピングが関与しています。たまりこんでパンパンに腫れてしまった肺では、空気の通り道（気管支）が押し潰されて、狭窄した状態になってしまっているのです。

図1に実際の重症COPD患者の気管支鏡写真を示します。吸気時には気管支内腔が広がっていますが、呼気時には気管支内腔が潰れてしまっています。

　こういう患者では、「口すぼめ呼吸」というものを指導することが重要です。口すぼめ呼吸は、息を吐くときに口笛を吹くように抵抗をかけて、ぷーっと息を吹き出すように呼吸をする方法です。こうすることで呼出時（吐き出し時）に抵抗がかかるようになります。これは要するに呼気終末陽圧（positive end expiratory pressure：PEEP）と一緒なのですが、呼気時に気道を陽圧にすることで気管支が押し潰されるのを予防します。

●**図1　重症COPD患者の気管支鏡所見**

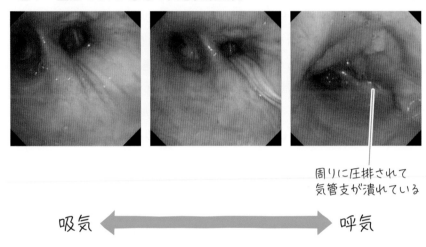

周りに圧排されて
気管支が潰れている

吸気　←———————→　呼気

❷ COPD増悪

　では、「COPD増悪」について考えていきましょう。COPD増悪とは「COPD患者の呼吸器症状が悪化し、安定期治療の変更が必要となる状態」とされます。その主な症状としては、「息切れの悪化」「喀痰の増加」「喀痰の膿性化」の3つが重要とされます。COPDでは、前述のようになんらかのきっかけがあると容易に気管支が虚脱する「エアートラッピング」という病態がありますし、そもそもCOPDではタバコなどによる炎症で末梢気管支はより細くなってしまっています。さらに、気管支の炎症は気道での分泌物を増やします。COPD増悪の病態の主なものは「気管支が細くなること」と「気道分泌物の増加」ですが、さらにその原因は「エアートラッピングの悪化」と「気管支の炎症」ということになります。

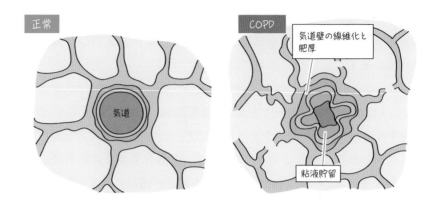

正常 気道

COPD 気道壁の線維化と肥厚

粘液貯留

　COPD 増悪をきたす原因としては気道感染が多いですが、一部では
アレルギー要素が大きくかかわる患者もいます。ちなみに最近では、こ
のようなアレルギー要素の大きい COPD 患者では、そもそも COPD に
加えて気管支喘息が合併している可能性があります（asthma COPD
complex：ACO）。もっとも多い増悪原因は気道感染ですが、細菌感染
とウイルス感染の頻度はそれぞれ同じように高いです。細菌感染として
有名なのが、肺炎球菌、ヘモフィリス・インフルエンザ菌、モラキセラ
の３つで、これらが多いと知られています。ウイルス感染は報告によ
りさまざまですが、ライノウイルス、インフルエンザウイルスなどが知
られ、基本的には「風邪」の原因となるウイルスです。

　なお、COPD 増悪を繰り返す患者では呼吸機能の低下がより早いこ
とが知られ、いかに増悪をきたさないように普段の管理を行うかが重要
とされています。

B　どんな症状？

　ここまで解説してきたように、COPD は肺が過剰に膨らんで膨張し
てしまい、またそれと同時に気管支が細くなってしまう病気です。この
ため、安定期にもっとも多い症状は息切れです。息切れは労作や運動の
程度によって出現し、軽症の段階では強い運動時に息切れを感じるのみ
ですが、進行すれば軽い労作や安静時にも息切れを感じるようになりま
す。労作時呼吸困難の程度の評価には、mMRC（modified British
Medical Research Council）スケールがよく知られています。

● mMRC スケール

グレード分類	状態
0	激しい運動をしただけで息切れがある
1	平坦な道を早足で歩く、あるいは緩やかな上り坂を歩くときに息切れがある
2	息切れがあるので同年代の人よりも平坦な道を歩くのが遅い、あるいは平坦な道を自分で歩いているとき、息切れのために立ち止まることがある
3	平坦な道を100 m、あるいは数分歩くと息切れのために立ち止まる
4	息切れがひどく家から出られない、あるいは衣服の着替えをするときにも息切れがある

　症状が進行した結果、患者は徐々に活動範囲を狭くしていくことが多く、だんだん外出しなくなり、部屋やベッドにこもりきりとなっていく方が多くなります。徐々に生活機能が低下し、心身ともに弱っていくことで、全身状態・栄養状態も徐々に悪化していきます。もちろん精神状態も不安定になって、抑うつ状態になっていくこともあります。このような状態のことを最近は「フレイル」と呼びます。COPD が進行することでもっとも問題になってくるのが、この「全身状態の悪化」です。このような状態になった原因は COPD の進行にあるのですが、COPDの治療のみでは改善しません。後述するさまざまな COPD の治療をしていくのは当然として、全身状態の悪化に対しては早期からの積極的な栄養介入やリハビリテーションが重要です。少しでも「フレイル」の進行を抑えるために、肺だけをみているのではなく、全身の状態をしっかりみてケアをしていくことが重要です。

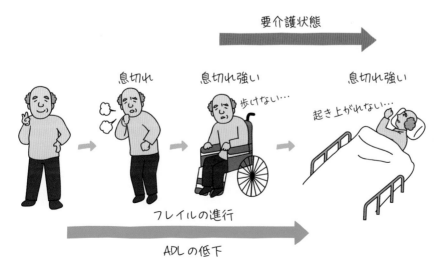

急性増悪時に重要なのは「息切れの悪化」「喀痰の増加」「喀痰の膿性化」の３つだと説明いたしました。急性増悪時は安定期とは異なり、数日単位で急に症状が増悪してきます。特に、息切れの悪化は非常に急速な場合があります。さらに病状が悪化すると、COPD 増悪による呼吸機能低下の結果、CO_2 貯留が起こる場合があります。その場合には COPD の症状に加えて、CO_2 貯留による症状が出てくることがあります。CO_2 貯留が起こった場合、頭痛や発汗、頻脈、血圧上昇、羽ばたき振戦などが初期症状として知られますが、もっとも重要なのは浅い呼吸での呼吸数増加です。進行すれば意識障害や傾眠をきたします。

C　どうしたら診断できる？

＜ COPD の検査所見＞

1 呼吸機能検査

　COPD の診断は呼吸機能検査によって行います。呼吸機能検査によって１秒率（$FEV_{1.0}/FVC$）が 70% 以下を示すのが定義となります。１秒率が減るということは、全体の肺活量のうち、はじめの１秒間で吐き出すことができる空気の量が減るということです。つまり、なるべく大きな呼吸をするためにはゆっくり吐き出さなくてはいけません。逆にいえば、気管支が細くなっているために空気を吐き出すスピードが遅くなっているということです。

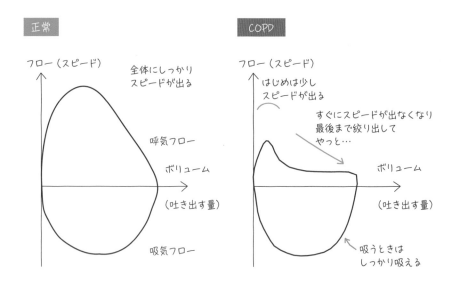

② 胸部 X 線画像

　胸部 X 線画像は気腫を反映したものとなります。気腫が起こった肺では、肺の構造物が壊れ、空気の入った風船のようになってしまうため、X 線画像では空気のみが写るようになります。すると X 線画像では**透過性が亢進**、つまり真っ黒な肺になってしまうのです（図 2A）。

　肺の中で起こった気腫性変化は、肺をどんどん大きくしてしまいます。まったく機能しない「穴」が大きくなってしまうのです。この結果、前述のように「肺の過膨張」が起こります。肺の過膨張は肺の外側の臓器を圧迫します。代表が心臓ですね。両方の肺から圧排された心臓は細長く、水滴のような形になり、これを「**滴状心**」といいます（図 2B）。

　肺の下方にある横隔膜も押されます。この結果、横隔膜の位置は低くなり、また平らな形になります。これを「**横隔膜の平低化**」といいます（図 2C）。

　残るは肺の外方ですが、ここには肋骨を含む胸郭があります。肋骨は骨なのでそんなには圧排・変形されませんが、それでも重症例になってくると外方に押されていきます。この結果、ビア樽のような形をした「**樽状胸郭**」を呈します（図 2D）。

● 図 2　COPD の画像所見

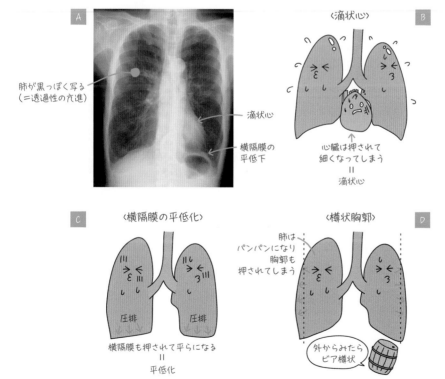

137

③ 胸部 CT

　胸部 CT では気腫性変化を認めます。気腫とは肺の中に開いた穴だと思っていただけると理解しやすいです。**図 3** に示すように、血管や気管支の陰影のない、黒く抜けた穴がたくさん開いてしまいます。

●図 3　COPD 患者の胸部 CT 所見

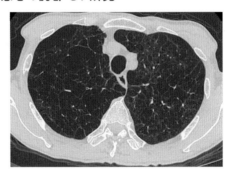

＜ COPD 増悪の検査所見＞

　COPD 増悪では特別な検査所見はありません。前述の COPD のさまざまな検査所見が「より悪化する」というだけです。特に胸部画像所見は普段とまったく変わらないことが多いです。また呼吸機能検査にいたっては、呼吸状態が悪化しているので検査自体ができないことが多いです。では、どのような診断をするのでしょう？

　そこで重要となってくるのが**フィジカルアセスメント**です。安定期 COPD というのは、呼吸機能がわるくてもそれなりに状態が破綻せずに固定した状態です。このため、どれほど呼吸機能がわるくても、それなりにバイタルサインが安定しています。**増悪をきたした場合にまず最初に異常がみつかるのが、この「バイタルサイン」**となります。通常、呼吸数・脈拍数の 2 つが上昇し、特に呼吸数が増加するところから始まることが多いです。

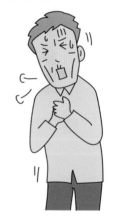

　もう 1 つ重要なのが**動脈血ガス分析**です。呼吸機能がより悪化した COPD 増悪では、普段よりもさらに呼吸機能が低下、つまり低換気状

態になります。換気不全の状態になると有効な肺胞換気量を保つことができなくなり、CO_2 が排出できない状態になります。もちろん低酸素血症もきたします。いわゆるⅡ型呼吸不全の状態です。急性に CO_2 が貯留するために、体に急に炭酸がたまってしまう状態になりますので、どんどん酸性に傾いていきます。要するに pH が下がるということですね。この状態のことを「呼吸性アシドーシス」といいます（➡ p.42）。

D　どんな治療？

COPD 安定期の治療と増悪の治療は分けて考えます。安定期の治療は気管支拡張薬とリハビリテーションが重要となります。また、呼吸機能の推移によって在宅酸素療法や在宅非侵襲的陽圧換気（noninvasive positive pressure ventilation：NPPV）を用いる場合もあります。気管支拡張薬は長時間作用性抗コリン薬［チオトロピウム（スピリーバ®）、グリコピロニウム（シーブリ®）など］が第一ですが、長時間作用性 β_2 刺激薬［インダカテロール（オンブレス®）など］も必要に応じて追加します。喘息合併（先ほどの ACO ですね）の症例では、吸入ステロイド薬を用いることもあります。

❶ COPD 増悪の薬物治療

増悪期の薬物治療は「ABC アプローチ」というまとめ方がよくされます。「A」ntibiotics（抗菌薬）＋「B」ronchodilator（気管支拡張薬）＋「C」orticosteroid（ステロイド薬）の 3 つをまとめたものです。なかでももっとも重要なのは「B」の気管支拡張薬です。前述のように、COPD 増悪の主病態は気管支が細くなってしまうことであり、これを物理的に広げる治療が重要です。COPD の患者のほとんどは、普段から抗コリン薬などの長時間作用型の気管支拡張薬を使用していますが、増悪期にはそれに上乗せして短時間作用型の気管支拡張薬を追加し、しかも繰り返し使用します。通常用いられる気管支拡張薬は、短時間作用性 β_2 刺激薬［サルブタモール（ベネトリン®）、プロカテロール（メプチン®）など］ですが、20 分ごとに連続 3 回ほど吸入を繰り返すことで最大効果が出ることが知られています。また、COPD 増悪では喀痰も増加していますので、吸入時はネブライザーで行い加湿することで、喀痰排出をうながす効果も期待できます。COPD 増悪の最大の原因は

気道感染であり、細菌感染も非常に頻度が高いため、喀痰の膿性化がある場合には積極的に抗菌薬を使用します。また、ステロイド薬は気道の浮腫・炎症を改善させ、気管支の状態を改善させることが期待できます。

なお、右心不全を合併した COPD 増悪では、「D」として diuretics（利尿薬）を併用します。

② COPD 増悪の呼吸管理

呼吸不全を呈する場合には酸素療法を行うことになりますが、COPD 増悪では II 型呼吸不全を呈し、CO_2 が貯留するため、過剰な酸素投与は CO_2 ナルコーシスを引き起こす可能性があります。このため、酸素療法を行う場合には慎重に、目標 SpO_2 を明確に定めて行うのがよいでしょう。『COPD（慢性閉塞性肺疾患）診断と治療のためのガイドライン 2018（第 5 版）』では、SpO_2 の目標は 88 ～ 92% 程度にするのがよいとされています。

COPD 増悪の呼吸管理上の病態は II 型呼吸不全、つまり換気不全の状態ですから、換気を改善するのがもっともよいアプローチといえます。このため、単に酸素を投与するだけでは不十分な場合も多いです。そこで登場するのが、換気不全を改善する＝ NPPV です。NPPV はマスクを用いた人工呼吸管理であり、気管挿管を必要とせずに比較的手軽に人工呼吸管理を行うことができます。圧補助モード（ST モード、PSV モードなど）を用いることで 1 回換気量を増やし、換気不全を改善させることで CO_2 を下げ、酸素化も改善します。吸気時に圧補助を行うことで、単純に 1 回の換気量を増やすため、換気不全の改善につながるのです。また、前述のエアートラッピングに対しては、気道を陽圧にすることで気管支が潰れてしまうのを防ぐことができるので、NPPV によって適切な PEEP を使用することができます。

なお、重度の CO_2 貯留による意識障害を呈する症例など、一部の重症例では気管挿管の適応となる可能性があります。COPD 増悪では NPPV の有効性がきわめて高いため、ほとんどの症例は NPPV で管理できてしまうので、実際に COPD 増悪に気管挿管を行う機会は非常に少ないです。また、COPD 増悪ではもともと肺機能が非常にわるく、いったん人工呼吸管理を行った場合に人工呼吸器から離脱できなくなるような患者もいます。これが NPPV であれば、マスクをはずすだけなので本人といろいろ話し合いながらその先のことを決めていくことができま

すが、気管挿管の場合はそうはいきません。気管切開のうえ、数ヵ月、数年にわたって人工呼吸管理を余儀なくされる場合もなかにはあります。このため、COPD増悪の際の気管挿管の適応は、背景の呼吸機能や患者の状態、普段の日常生活動作（activities of daily living：ADL）など、さまざまな要因と併せて慎重に考慮します。このために、比較的元気なうちから増悪時や呼吸機能低下時にどのような管理を希望していくのか、よく話し合っておくことが重要であり、これがadvance care planning（ACP）として注目されています。ただし、終末期についての話し合いはきわめて慎重であるべきテーマですので、簡単には決まりません。主治医と患者個人の話し合いだけではなく、家族やさまざまな社会背景を考慮していく必要もありますので、看護師を含む医療チームとして多職種でかかわるのがよいでしょう。

ここが POINT　急性増悪の予防と対処

　急性増悪を脱したら（あるいは安定期の患者には）、急性増悪の予防と対処などについて、十分に説明しておくことが重要です。

❶予防

　禁煙：喫煙を続ける限りCOPDは進行することになりますので、しっかりと禁煙指導を行います。禁煙により増悪の頻度は減少するといわれています。

　感染防止：急性増悪の原因である「気道感染」を予防するため、手洗いやうがいの励行に加え、ワクチン接種などについても説明します。ワクチンの接種により、COPD増悪の頻度が減ることも理解しておきましょう。

❷症状管理と受診のタイミング

　痰の量や性状、呼吸困難の程度など、日ごろから注意して確認しておくように指導します。急に量が増えたり、咳が出たり、あるいは痰の色が変わるなどの変化を認めたら、すみやかに受診することが大切です。

❸対処

　薬物療法については、p.139を参照してください。それぞれに増悪予防の効果が示されています。急性増悪の際の追加薬（短時間作用型の気管支拡張薬など）は、いつでも患者が使用できるように指導しておきましょう。

番外編 1

酸素療法中の患者がわかる

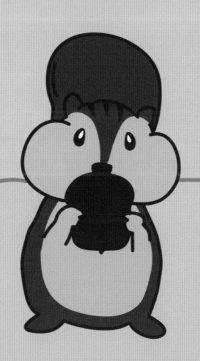

酸素療法中の患者の病態生理がみえる

A 酸素ってなぜ必要なの？

人が生きていくためには酸素がなくてはいけません。まずそのメカニズムを復習しましょう。

人が生命活動を行うためにはエネルギーが必要です。皆さんは食事として炭水化物やたんぱく質などをとると思いますが、これらは消化・吸収されてブドウ糖やアミノ酸として体内に提供されます。全身の細胞にこれらが供給され、エネルギーが産生されます。これを「細胞内呼吸」といいますが、この際にたくさん必要になるのが酸素です。生命活動のエネルギー産生に酸素が必要なんですね。

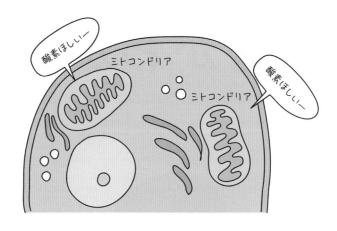

それではどうやって細胞は酸素を手に入れるのでしょうか？ これも呼吸ですね。息を吸うことで大気を肺に取り込みます。肺に入った大気中の酸素は血液に取り込まれ、主に赤血球中のヘモグロビンが運び屋となって移動していきます。移動する力はすべて心臓の力ですね。心臓からの拍出によって全身に飛んでいきます。

B 酸素療法の目的って何？

酸素を必要とする細胞内呼吸、もしくは途中の運搬システム、空気を取り込むための「息をする」という機能、これらのどこかで障害があった場合に酸素が足りなくなってしまい

ます。このため、酸素を補充する方法が「酸素療法」ということになります。

　では、酸素はどのように補充しましょうか？　点滴として補うことはできますか？　無理ですよね。結局のところ、「吸入してもらうしかない」のです。これは当たり前に感じているかもしれませんが、そんなことないですよ。本来なら酸素をもっとも必要としているのは全身の細胞ですから、血液中などに直接注入する方法があれば本来はよっぽど早いですよね。しかしながら、技術的には非常にむずかしいのが実際です。というわけで「吸入してもらうしかない」のですが、これがなかなか厄介です。本来必要としている「細胞」に届けるためには、非常に多くのプロセスがあるのです。

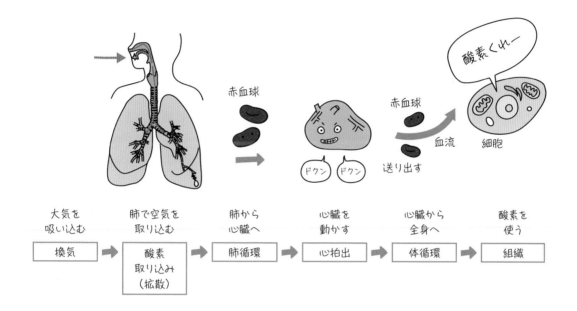

　むずかしい言葉を使うとこんな感じです。酸素吸入をすることで、このうちのどこに影響を受けるでしょうか？「換気」ではありませんよ。酸素を吸っても換気量は増えません。答えは「肺で酸素を取り込む（拡散）」ところです（➡ p.18）。肺から血液に酸素を取り込ませる際に「肺胞内の酸素分圧」が高いほうが、血液中のヘモグロビンにより多くの酸素を渡すことができます。つまり、酸素を吸入させることでこの「肺胞内の酸素分圧」を上げることができます。逆にいえば、どれだけ酸素を吸っても「肺胞内の酸素分圧」が上昇しなければ意味がありません。大気圧（要は気圧）が横ばいなら、「肺胞内の酸素分圧」は「肺胞内の酸素濃度」とほぼ同義と思って結構です。酸素療法を行い、通常の大気中酸素濃度（21％）よりも高い酸素濃度の大気を吸うことで肺胞内の酸素分圧を上昇させ、より多くの酸素を血液中に取り込ませるのが酸素療法の目的です。

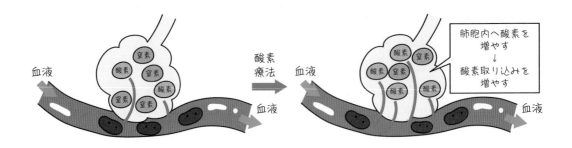

肺胞内へ酸素を
増やす
↓
酸素取り込みを
増やす

血液

酸素
療法

血液

血液

血液

C 酸素療法にはどんな効果があるの？

　では酸素療法の効果にはどのようなものがあるのでしょうか？　急性期のさまざまなバランスが崩れている状態では、体の状態を元に戻すため、それぞれのバランスを元に戻す必要があります。低酸素血症や、酸素運搬システムに異常が起こった場合には、酸素を補充することで適切にエネルギー産生が行えるようにすることが効果的となるでしょう。

　ただし、酸素を運搬する機能は単純に酸素を供給するだけでは維持できません。十分にヘモグロビンの値が保たれていることや、血液を送り出すポンプである心臓の拍出量（心拍出量）が十分にあることが必要になります。もちろん、組織における代謝亢進が過剰であれば、酸素消費が過剰になってしまうため、上記の運搬システムが適正であったとしても容易に酸素不足になってしまいます。敗血症のような病態では組織の酸素消費が過剰になってしまうこともありますので、鎮静や抗炎症薬を用いて適正化することも重要です。

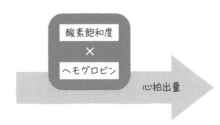

酸素飽和度
×
ヘモグロビン

心拍出量

　逆にいえば、酸素療法をしたからといって必ずしも呼吸不全が改善するとは限りません。呼吸不全の改善のための手段の１つにすぎません。適切な全身管理と並行して酸素療法を行うことが重要です。

D どんな指標があるの？

　ここでは酸素療法を行うにあたってのさまざまな指標を勉強しましょう。

❶ PaO₂

$\boxed{=動脈血酸素分圧}$

　動脈血中の酸素分圧です。単位は mmHg とか Torr で示されます。血液ガス分析で検査できますよね。呼吸不全の指標にもなりますので、もっとも親しみやすい指標です。

　$PaO_2 = 60$ mmHg が基準です。これより下回った場合には、低酸素血症がある「呼吸不全」と定義されます。

❷ SpO₂

$\boxed{=経皮的酸素飽和度}$

　よくサチレーションというやつですね。地域によっては「サーチ」といったりします。血液中のヘモグロビンの何％に酸素がくっついているかを示す数値です。

　通常、ヘモグロビンは酸素と非常にくっつきやすいので、健康な方の動脈血 SpO_2 であれば 100％ に近い数値になります。**$SpO_2 = 90\%$ は PaO_2 60 mmHg と同等になります**ので、呼吸不全の基準は SpO_2 が 90％ あるかどうか、ということになります。

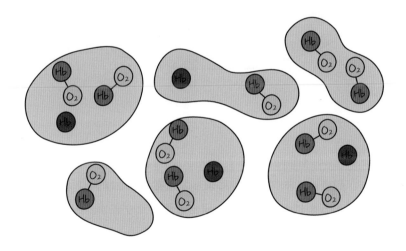

❸ PaO₂/FᵢO₂（P/F 比）

$\boxed{= PaO_2（動脈血酸素分圧）÷ F_iO_2（吸入酸素濃度）}$

　呼吸不全患者における酸素化の指標となるものです。PaO_2 を吸入酸素濃度（F_iO_2）で割った数値となります。酸素療法や人工呼吸管理をしている患者では、吸入酸素濃度次第で PaO_2 や SpO_2 が変わりますので、患者の呼吸状態自体を評価するためには F_iO_2 を加味して考える必要があります。同じ PaO_2 60 mmHg の患者でも、室内気（F_iO_2 21%）を吸っている場合と純酸素（F_iO_2 100%）を吸っている場合では、まったく重症度が変わりますよね。通常、室内気で PaO_2 60 mmHg の状態が PaO_2/F_iO_2（P/ F）比 300 となります

ので、呼吸不全の指標はこれになります。重症になればなるほど低い値を示すことになります。

④ A-aDO$_2$

$$肺胞気・動脈血酸素分圧較差 = P_{AO_2} - P_{aO_2} = P_{IO_2} - P_{aCO_2}/0.8 - P_{aO_2}$$

　大気から酸素を取り込む能力を示す数値です。P_{AO_2} とは肺胞内の酸素分圧です。肺胞内の酸素分圧と動脈血の酸素分圧の差がこの数値です。この差が開大するということは酸素を取り込む能力が低下するということになります。正常値は 10 以下です（➡ p.21）。

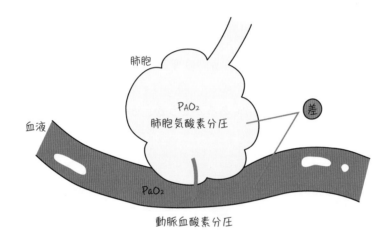

⑤ CaO$_2$

$$酸素含量 = Hb \times 1.34 \times S_{aO_2}/100 + 0.003 \times P_{aO_2}$$

　ご存じのように、酸素はヘモグロビンによって運搬されます。ですので、血液中にどのくらい酸素が入っているかはヘモグロビン値が重要になります。P_{aO_2} という数値は血液の液体中に溶け込んでいる酸素分圧を測定したものですので、ヘモグロビンの値などは反映されません。実際にどのくらい血液中に酸素が含まれているかは、本来はヘモグロビンと酸素飽和度が重要であり、液体中の酸素分圧はごくごく微小なものとなります。これを示すのが酸素含量です。とはいっても計算が面倒なので、日常臨床で普通に使用する指標ではありませんが、概念として知っておくとよい数値です（➡ p.48）。

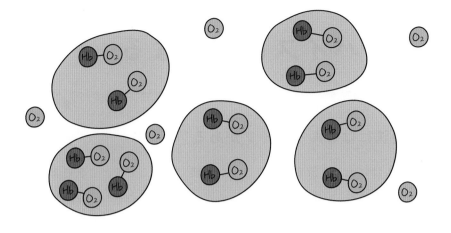

⑥ DO₂

$$
\text{酸素運搬量} = CO \times CaO_2 \times 10
$$
$$
= CO \times [(1.34 \times Hb \times SaO_2/100) + (0.003 \times PaO_2)] \times 10
$$

　動脈血酸素含量に心拍出量をかけたものです。酸素を末梢に運搬する能力は心拍出量にも大きく影響されます。酸素を供給する能力は「心拍出量」「ヘモグロビン値」「酸素飽和度」の 3 つが重要なのです。概念として知っておくとよいでしょう（➡ p.48）。

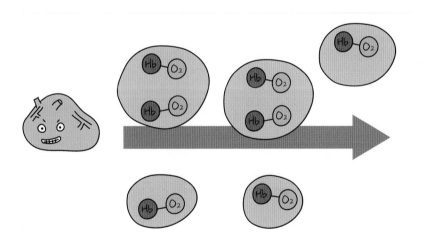

デバイスに強くなる

A 酸素療法にはどんなタイプがある？

　ここまでで、人体にとって酸素を補うことが重要であることや、さまざまな指標があることはわかりましたよね。では実際の酸素投与の方法を勉強しましょう。

　酸素療法には大きく分けて2とおりの方法があります。「低流量酸素システム」と「高流量酸素システム」の2つです。ここで注意してもらいたいのは、この2つは完全に違うシステムであり、酸素流量の高さ低さではありません。決して「低い流量」の酸素と「高い流量」の酸素を分けたものではないということです。

　まず、「低流量酸素療法」には鼻カニュラや簡易酸素マスクなどが含まれます。そして、「高流量酸素療法」にはベンチュリマスクなどが含まれます。

　また、これらのほかに特殊なものとして、流れてきた酸素をためておくリザーバから吸入する「リザーバシステム」もあります。

●酸素療法の分類

低流量酸素システム	高流量酸素システム	リザーバシステム
・鼻カニュラ ・簡易酸素マスク ・開放型酸素マスク	・ベンチュリマスク ・ネブライザー式酸素吸入器 ・高流量ネブライザー式酸素吸入器	・リザーバマスク ・リザーバ付鼻カニュラ ・ペンダント式リザーバ付鼻カニュラ

B 低流量酸素システムと高流量酸素システムの違い

❶ 低流量酸素システム

　低流量の「低い」とは、単により流量が低いことではない、と説明しました。でも「低」なんですよね。何が低いのでしょうか？　実は酸素を流す流量が患者の吸う息の流量よりも低いことを前提とした方法ということなのです。

　通常、患者は鼻や口から周辺の空気をところかまわず吸っています。皆さんも実際に空気を吸ってみましょう。ある程度の方向はつけられたとしても、どの空間に存在した空気を吸っているかなんてまったくわかりませんよね。こんな状態ですから、カニュラやマス

クを皆さんに装着して酸素を供給したとしても、この酸素だけを吸うことは不可能です。当然、周辺の空気も一緒に吸い込んでしまいます。

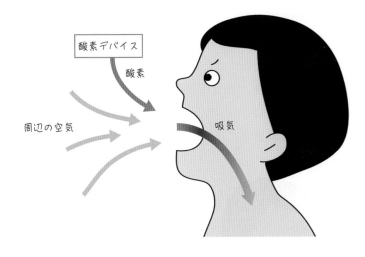

　このように、患者が吸い込む吸気の一部に酸素が含まれるようになります。これなら患者の換気量よりも「低い流量」で酸素が供給されますよね。

　ではこの場合の吸入酸素濃度はどのくらいになるでしょうか？　たとえば鼻カニュラからの酸素供給であれば、一般的には酸素１Ｌにつき4%分の上乗せと記されていることが多いですが、これはあくまでも推測値にすぎません。患者の換気量（特に吸気流量）によって、相対的に多くなったり少なくなったりしてしまいます。つまり、**患者の換気状態によって、吸入酸素濃度が大きく変動してしまうのがポイント**です。敗血症のような頻呼吸・過換気となるような病態や、慢性呼吸不全増悪のような低換気になるような病態では、想定どおりの吸入酸素濃度を担保できません。このため供給酸素不足や過剰になる可能性があります。

●**低流量酸素システムの特徴**

種類	・鼻カニュラ ・簡易酸素マスク ・開放型酸素マスク
利点	・簡便に使用可能 ・移動可能
欠点	・吸入酸素濃度が患者の状態に左右される

1）鼻カニュラ

　もっとも簡単に使用できる酸素療法です。鼻カニュラのため、口には影響を受けませんので、会話・食事・飲水などの邪魔になりません。一方で、口から酸素を吸入することはできませんので、口呼吸しかできない方には使用できません。また、加湿は十分にできませんので、高流量を使用すると鼻粘膜に障害が起こることがあります。ただし３〜４L/分以下では粘膜障害が起こる可能性はほとんどないため、通常は加湿の必要はありません。一般的には６L/分程度までの流量を超えての使用はしません。

　吸入酸素濃度は酸素１L添加につき4%を上乗せするのが一般的です。ただし、前述のようにあくまでも患者の吸気流量や口呼吸の程度によって大きく変動します。

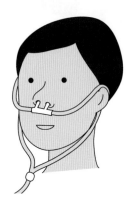

酸素流量	吸入酸素濃度
１L/分	24%
２L/分	28%
３L/分	32%
４L/分	36%
５L/分	40%
６L/分	44%

2）簡易酸素マスク

　これも非常にシンプルな酸素マスクです。マスクですので口呼吸の患者にも使用ができます。ただし、口が閉鎖される形になりますので、酸素流量が少ないとマスク内に残った呼気を再呼吸する可能性があり、CO_2貯留がある患者には使用できません。流量が少ないとマスク内が陰圧になることがあり、通常は５L/分未満の低流量では使用しないことになっています。

　また、吸入酸素濃度はあくまでも目安であり、正確には調整できません。

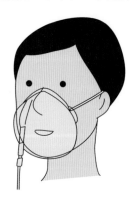

酸素流量	吸入酸素濃度
5〜6 L/分	40%
6〜7 L/分	50%
7〜8 L/分	60%

3）開放型酸素マスク

　簡易酸素マスクの欠点を補うために開発され、近年浸透してきている特殊な酸素マスクです。マスクの酸素放出口の形状を工夫し、ちょうど口元に酸素があたるような気流が発生するように加工されたマスクです。

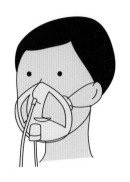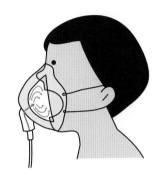

　このため、マスクそのものに大きく穴が開いていますが、気流が直接口元に向かうように加工されているので問題ありません。おかげで、簡易酸素マスクでは使用不可だった5 L/分未満の酸素流量でも使用可能です。しかし、本デバイスも残念ながら厳密な吸入酸素濃度設定は不可能です。

② 高流量酸素システム

　低流量のことがわかれば今度は高流量ですね。先ほどと逆になります。つまり、患者が行う呼吸よりも高い流量で酸素供給を行います。こうすることで、理論上は患者が行う呼吸のすべてを供給酸素で置換することが可能となります。ただし、これでは患者は純酸素で呼吸することになってしまいますし、調整ができません。このため、あらかじめ酸素供給デバイスのほうで酸素濃度を設定し、**目標とする酸素濃度を決めて供給することができる**ようになっています。

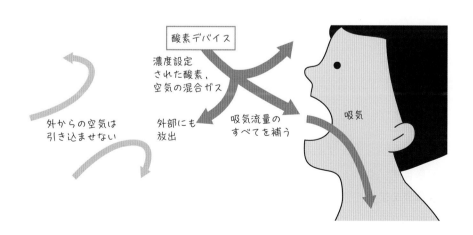

患者の換気のすべてを酸素供給デバイスから供給しようとすると、外気を吸わなくても
よいほどの高い流量の混合酸素が供給されることが必要になります。一般的には患者の分
時換気量の2～3倍の流量が必要になるとされます。

　では、高流量酸素供給システムの欠点は何でしょうか？　ここまで読んでいただいて感
じるように「面倒くさい」ですよね。設定のしかたが煩雑です。つまり、患者に自己調節
してもらうことは非常にむずかしいです。移動もしにくくなりますね。

●**高流量酸素システムの特徴**

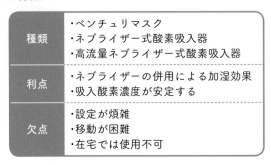

種類	・ベンチュリマスク ・ネブライザー式酸素吸入器 ・高流量ネブライザー式酸素吸入器
利点	・ネブライザーの併用による加湿効果 ・吸入酸素濃度が安定する
欠点	・設定が煩雑 ・移動が困難 ・在宅では使用不可

1）ベンチュリマスク

　ベンチュリという言葉をご存じでしょうか？　「流体の流れを絞ることによって流速を
増加させて、低速部に比べて低い圧力を発生させる機構」と定義されます。ちょっとむず
かしいですね。下の図のような構造をみてください。左から酸素を流すと思ってください。
勢いよく左から酸素を流すことで、接続部の内部に陰圧をつくり出すのです。そうすると
外の空気を引き込むことができるようになります。この構造を利用し、外から入ってくる
窓の大きさを変えると、上手に酸素と空気を混合することができます。

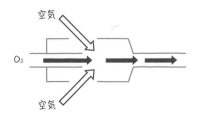

　このシステムがベンチュリとなります。窓の調整によって出てくる酸素の濃度を調整す
ることができます。これを用いたのがベンチュリマスクです。接続部のタイプを変更する
ことで酸素濃度を変更可能です。

　問題点は騒音が大きいことと煩雑さです。II型呼吸不全症例などの厳密な酸素濃度設定

が必要な症例には有効ですが、濃度変更のたびにコネクターを変更しなくてはいけないため、大変面倒になってしまいます。また、マスクが密着不十分な場合には酸素濃度は不安定になってしまいます。

2）ネブライザー式酸素吸入器

ベンチュリマスクにネブライザー機能を備えたデバイスです。吸入酸素濃度の設定を行うことができ、十分に加湿を行うことも可能です。空気取り入れ口の調整で酸素濃度調整を行いますが、ベンチュリマスクのように接続部をつけ替える必要はありません。十分な加湿ができますので、術後や抜管後などによく使用されます。

設定時の注意点として、適切に吸入酸素濃度が設定できるためには十分な総流量が必要です。通常は総流量が予想される患者の分時換気量の2～3倍以上になるように設定します。また観察ポイントとして、マスクから加湿された供給酸素が十分に漏れ出てくるようにします。

また、ネブライザー式酸素吸入器では、さらに高流量での投与が可能となった「高流量ネブライザー式酸素吸入器」もあります。

③ リザーバシステム

もう1つの特殊な方法がリザーバシステムです。マスクやカニュラに付属したリザーバ（貯留袋）に供給酸素をため込み、ここから吸い込むことで高濃度の酸素を吸入できるようにする方法です。

通常酸素は連続流で流しますので、吸気・呼気に関係なく酸素が流れますが、呼気時には酸素は無駄になってしまいます。このぶんをリザーバにため込んでおき、吸気時にまとめて吸い込む効率のよい方法となります。酸素消費量の節約にもなります。

ただし、吸い込む空気のすべてをこれでまかなえるわけではありません。このため、結局周辺の空気も吸い込むことになりますので、吸入酸素濃度は推測困難です。

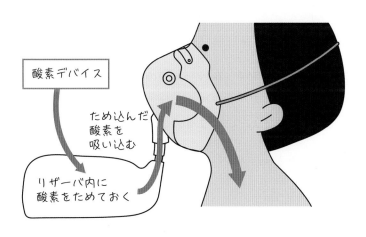

酸素デバイス

ため込んだ
酸素を
吸い込む

リザーバ内に
酸素をためておく

●リザーバシステムの特徴

種類	・リザーバマスク ・リザーバ付鼻カニュラ ・ペンダント式リザーバ付鼻カニュラ
利点	・高濃度の酸素供給ができる ・比較的簡単に使用できる
欠点	・吸入酸素濃度は正確ではない ・加湿できない

1）リザーバマスク

　通常吸入酸素濃度60％以上の高濃度での酸素供給を目的とした場合に使用します。マスクにリザーババッグを接合し、供給酸素をいったんリザーバに貯留させ、ここから酸素を吸入することで高濃度酸素吸入を行います。

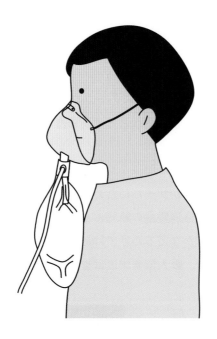

酸素流量	吸入酸素濃度
6 L/分	60%
7 L/分	70%
8 L/分	80%
9 L/分	90%
10 L/分	90%〜

　マスクには一方向弁がついており、6 L/分未満の低流量での酸素投与はできません。吸入酸素濃度は表のように推定されていますが、ほとんどあてになりません。
　高い流量に比べて加湿はほとんどできませんので、長期間での使用には適しません。

2）リザーバ付鼻カニュラ／ペンダント式リザーバ付鼻カニュラ

　安定期において酸素節約を目的に使用されることが多く、在宅酸素療法などで高濃度酸素投与が必要な際に用いることが多いです。鼻カニュラの顔面装着部分にリザーバがついたものと、ペンダントのように胸元にリザーバがついたものがあります。

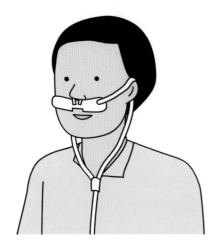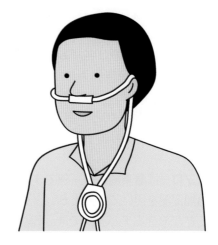

　リザーバ内部には特殊な膜が一方向弁としてついており、水滴がついてしまうとうまく作動しません。加湿をすることはできませんので、高流量での酸素投与には向いていません。

鼻カニュラにおける酸素流量	鼻カニュラと同じ吸入酸素濃度に相当するリザーバ付鼻カニュラの酸素流量（L/分）	酸素節約効果
2 L/分	0.5 L/分	75%
3 L/分	1 L/分	66%
4 L/分	2 L/分	50%
5 L/分	2.5 L/分	50%

Column 特殊な酸素療法 ── ハイフロー経鼻酸素療法

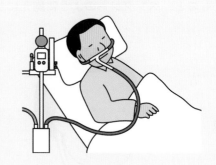

　ここでは近年注目を集めている「ハイフロー」という特殊な酸素療法についてご説明します。ここでは「ハイフロー」と略しますが、正式にはいろいろな呼び名があり、ハイフロー経鼻酸素療法、高流量鼻カニュラ（high flow nasal cannula：HFNC）、ネーザルハイフロー®、ハイフローセラピーなど、さまざまな呼び名で呼ばれることがあります。

　ハイフローは酸素療法の一種ですが、専用の特殊なカニュラと人工呼吸器と同等の加温加湿器を用いて、最大60 L/分までの超高流量の空気・酸素混合ガスを供給することができるデバイスです。「高流量酸素システム」は、分時換気量の2〜3倍ほどの混合ガスを供給することで適切な酸素濃度を維持できる方法だと説明しましたが、これをさらに進めて、「より高流量」で「鼻カニュラ」を用いてできる特殊な酸素療法がハイフローです。

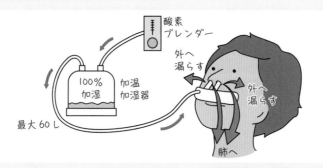

　鼻カニュラであるために、会話や食事など口を使う動作にストレスが少なく、さまざまな生活動作を行うことが可能です。また、最大60 L/分までの高流量であるため、かなりの風圧が上気道にかかることになり、結果的に呼気終末陽圧（positive end expiratory pressure：PEEP）に近い効果（3〜5 cmH_2O）や死腔に残っている呼気を洗い出す効果などがあり、ハイフローを用いるだけで呼吸仕事量を軽減できる可能性が指摘されています。

　現在のところ、ハイフローの有効性がいわれているのは、肺炎などの急性Ⅰ型呼吸不全や抜管後など限られた領域ですが、今後さらに使用範囲が拡大していく可能性があります。流量としては60 L/分までの高流量が可能ですが、患者の認容性を考えて30〜40 L/分の流量で用いられることが一般的です。

3 トラブル対応に強くなる

A トラブルを起こさないためには何を観察すればいいの？

原疾患に関連する症状、呼吸状態（換気・酸素化の評価）、確実な酸素投与の3つの視点で観察と評価を行います（**図1**）。

●図1　酸素療法中の観察

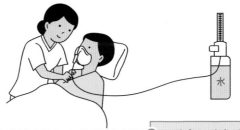

❶ 原疾患に関連する症状
●原疾患の悪化や改善を示す徴候など
　（呼吸不全の原因である場合、原疾患の悪化により呼吸状態が変化するため）

❷ 呼吸状態（換気・酸素化）
●自覚症状（呼吸困難、頭痛、あくびなど）
●呼吸状態（呼吸数、呼吸音、呼吸パターンなど）
●循環動態（血圧、脈拍、不整脈など）
●SpO₂、血液ガスデータなど数値と変化
●意識レベル（不穏、混乱、反応低下など）

❸ 確実な酸素投与
●酸素の投与量（指示どおりに投与されているか）
●デバイスと酸素の接続（はずれや緩みはないか）
●（必要時）加湿の水は十分か
●デバイスによる皮膚の損傷などはないか

❶ 原疾患に関連する症状

呼吸不全の原因となる疾患の悪化は、そのまま呼吸不全の悪化につながることがあります。たとえば、心不全の患者では、心機能の悪化とともに呼吸回数が増えたり努力呼吸が出現したりすることがあります。急変を予測するためにも、原疾患が改善しているのか、悪化していないのかを継続的に観察し、評価しましょう。

❷ 呼吸状態（換気・酸素化の評価）

呼吸状態の観察では、SpO₂ などのデータだけではなく、呼吸回数、呼吸の深さ、呼吸音などフィジカルアセスメントが大切です。酸素化は SpO₂ などで評価できますが、高炭酸ガス血症は判断できません。血液ガスデータ（pH の低下、PaCO₂ の上昇）、意識レベルの変化、脳の血管拡張に伴う頭痛の出現など、いろいろな角度から観察しアセスメントします。

③ 確実な酸素投与

酸素投与を開始したつもりでも、いつの間にか流量が変わっていたり、接続やマスク自体がはずれてしまい、患者に投与されていなかったりすることがあります。患者の状態によっては重大な事故につながることがありますので、患者を観察するときには必ず酸素の流量、接続（必要時は加湿水）、実際に酸素（air）が流れているか、患者が吸入できているのかを確認しましょう。

B ここに注意！ COPD の患者への酸素投与

慢性閉塞性肺疾患（chronic obstructive pulmonary disease：COPD）患者のなかには、慢性的な低換気の状態により、普段から高炭酸ガス血症の状態にある方がいます。健常者では、血中の CO_2（$PaCO_2$）の増加や血中の O_2（PaO_2）の減少により呼吸がうながされますが、常に $PaCO_2$ が上昇している患者では $PaCO_2$ への反応が鈍くなり、PaO_2 低下によってのみ呼吸中枢が刺激されるようになります。

このような状態の患者に酸素を投与すると、PaO_2 の上昇により呼吸中枢への刺激が低下し、呼吸（換気）が低下します。その結果、さらに $PaCO_2$ は上昇し、呼吸性アシドーシスが進行、意識レベルの低下や消失など（CO_2 ナルコーシス）が引き起こされます（図2）。

● 図2　高炭酸ガス血症患者の呼吸調節

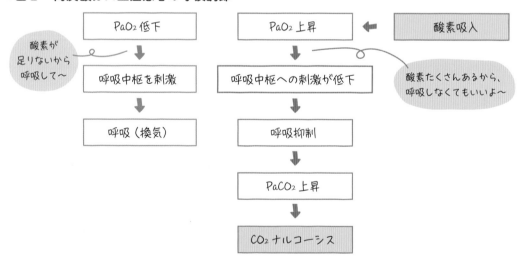

　COPD の患者に酸素を投与する場合には、PaO_2を上げすぎないような酸素の微量調整が必要です。酸素流量計は、0.1 L/分単位でメモリのあるもの（**図3**）や、投与酸素濃度を数%単位で設定できるベンチュリマスクなどを使用します。

●**図3　酸素流量計**

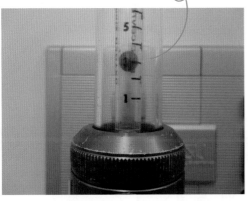

3Lで投与中
赤いボールの真ん中で
流量を合わせる

通常の流量計のメモリ（1L単位）

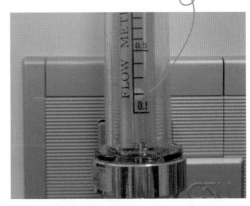

0.2Lで投与中
白いボールの真ん中で
流量を合わせる

微量流量計のメモリ（0.1L単位）

　COPD 患者への酸素投与の際の、観察のポイントを**表1**に示します。

●**表1　COPD 患者への酸素投与中の観察のポイント**

事前の確認
・$PaCO_2$値（高炭酸ガス血症の有無） ・SpO_2とPaO_2の目標値 （一般的には、SpO_2 90～93%、PaO_2 60～70 mmHg程度を目標に調整する）
投与中の観察
・SpO_2と変化（上昇させすぎないように注意） ・呼吸状態（呼吸数、胸郭の挙上） ・自覚症状（呼吸困難と悪化の有無、頭痛の有無） ・意識レベル（反応の低下だけでなく、混乱した言動も意識レベル低下のサイン） ・バイタルサイン（呼吸と循環は互いに影響する関係であるため、血圧変動・脈拍増加・不整脈などに注意）
急変対応の準備
・BVMの準備（呼吸抑制に対する補助換気のため） ・NPPVや気管挿管の準備（呼吸不全の悪化に対する対応）

BVM：バッグバルブマスク、NPPV：非侵襲的陽圧換気

Column 酸素と肺血管の関係(換気と血流の関係については➡p.16)

　酸素を効率よく血管内に移動させるには、換気と血流のマッチングが重要です。酸素が少ない肺胞には細く血流の少ない血管で十分かもしれませんが、酸素が多く含まれた肺胞には多くの血流を集めてたくさんの酸素を取り込みたいですね。

　私たちの肺血管は、低酸素領域の血管は収縮させて血流を低下させ、そのぶん酸素が多い領域の血流を増やすという働き [**低酸素性肺血管収縮 (hypoxic pulmonary vasoconstriction：HPV)**] があります（**図4**）。

　実は、**COPD では HPV が肺の中で起こっていて**、酸素投与によってこの換気と血流のバランスが変わってしまうことも、$PaCO_2$ の増加に影響しているのです。

●図4　低酸素性肺血管収縮：HPV

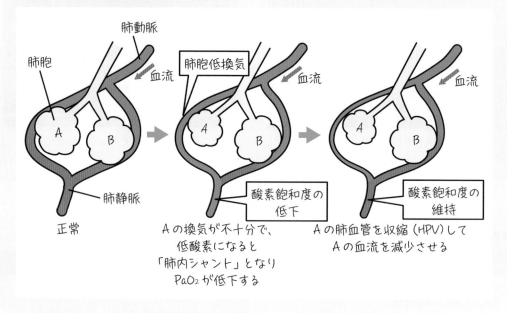

C 酸素療法中の患者の SpO_2 が急に低下した!? 何を確認する？

① 酸素投与は確実に行われているか

　酸素療法中の患者の SpO_2 低下の際には、まず酸素が適切に投与されているのかを確認しましょう（➡ p.160）。

② SpO_2 低下に伴う身体症状（所見）の変化はあるか

　SpO_2 は、呼吸状態を評価する1つの指標にすぎません。SpO_2 の変化を確認したら、それ以外の状態も観察したうえで評価します。また、低酸素状態であれば、呼吸だけでなく循環へも影響します。必ず脈拍や末梢循環なども確認しましょう（**表2**）。

●表2　SpO_2 低下時に確認する項目とポイント

	項目	ポイント
呼吸	自覚症状	呼吸困難、痛みの有無
	呼吸状態	頻呼吸、徐呼吸、浅表性呼吸、不規則な呼吸パターンなど
	呼吸音	副雑音の有無。微小の無気肺では自覚症状がないことが多い
	体位	体位により SpO_2 値や症状が変化することがある
循環	血圧 末梢循環	末梢循環血液量が不足している場合、正しく測定できないことがある。また、呼吸不全がある場合には、血圧が変動することがある
	脈拍	低酸素状態では頻脈傾向を示す。また、不整脈を認めることがある
意識	意識レベル	高炭酸ガス血症では、意識レベルが低下することがある

③ 正しく測定ができているか

　患者の体動や低灌流、強すぎる圧迫などは、SpO_2 の値に影響を与えます。測定が確実にできているのか確認しましょう（**表3**）。

● 表3　SpO₂ の測定値を変動させる要素

原因	内容・理由
体動やセンサーのずれ	センサーの装着部の揺れ、接続不良などにより、ノイズが発生し、数値が不安定になる
測定部分の血液低灌流	心不全やショック状態、カテコラミン使用時など、末梢循環不全を起こした患者では、測定部分の血流不足により動脈波が感知できずに数値が不安定になる。SpO₂の波形が出ていない場合は、うまく測定できていない可能性がある。測定部位を変更して確認する。ただし、通常測定しないような部位（指の腹など）では低く検出されることがある
圧迫	センサー部分の圧迫が強い場合、センサーが静脈の拍動を感知し、測定値が低下する
その他	マニキュアや絆創膏、皮膚の色素沈着、異常ヘモグロビン（一酸化炭素ヘモグロビン、メトヘモグロビンなど）、直射日光などがある場合には、SpO₂の波形が出ていても低めに検出されることがある

Column 患者が呼吸困難を訴えた。SpO₂が低下していなければ大丈夫？

　呼吸困難の原因は低酸素だけではありません。循環、代謝、精神的な問題など、さまざまな原因で起こります。また、呼吸に問題があったとしても、発症の初期には「代償反応」によってSpO₂が低下しないことがあります。人の体は、異常があるとそれを代償しようと（補おうと）頑張ります。SpO₂が低下してしまうような問題が生じたとき、体はこれを代償しようと心拍数や呼吸数を増やして頑張ろうとするわけです。

　呼吸の評価では、SpO₂を過信してはいけません。体が無理をしていないのか、呼吸数や脈拍など身体所見を確認して評価しましょう。もしかしたら急変の始まりかもしれません。

D 酸素ボンベ使用中に気をつけることは?

　酸素ボンベは、車いすやストレッチャーなど、酸素療法中の患者を搬送するときや、中央配管がない場所で酸素を投与する際に使用します。

① 使用開始～終了までの手順

　酸素ボンベ使用の際の手順と注意点を**図5**にまとめます。酸素ボンベにかかわる重大事故の1つに「発火」があります。操作中は特に安全に留意し、「ボンベが倒れないように」「バルブを開ける際にはゆっくりと」「火には近づかない」などを厳守しましょう。

●**図5　酸素ボンベ使用の際の手順と注意点**

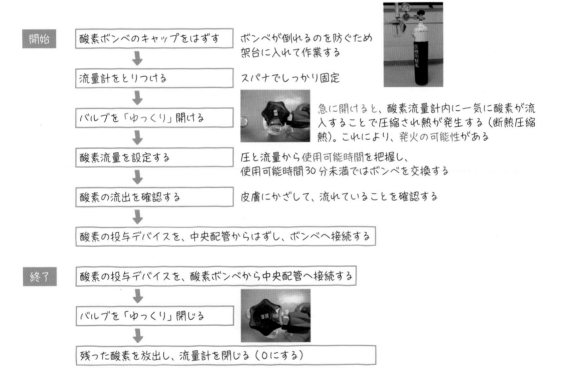

開始	酸素ボンベのキャップをはずす	ボンベが倒れるのを防ぐため架台に入れて作業する
	流量計をとりつける	スパナでしっかり固定
	バルブを「ゆっくり」開ける	急に開けると、酸素流量計内に一気に酸素が流入することで圧縮され熱が発生する(断熱圧縮熱)。これにより、発火の可能性がある
	酸素流量を設定する	圧と流量から使用可能時間を把握し、使用可能時間30分未満ではボンベを交換する
	酸素の流出を確認する	皮膚にかざして、流れていることを確認する
	酸素の投与デバイスを、中央配管からはずし、ボンベへ接続する	
終了	酸素の投与デバイスを、酸素ボンベから中央配管へ接続する	
	バルブを「ゆっくり」閉じる	
	残った酸素を放出し、流量計を閉じる(0にする)	

　また、中央配管と異なり、酸素ボンベの場合には「使用可能時間」が制限されています。これまでにも「酸素ボンベがいつの間にか空になり、酸素が投与されずに患者が重篤な状態に陥った」という事故が複数報告されています。酸素ボンベを使用する際には、「使用可能時間の把握」が非常に重要です。「酸素ボンベの使用可能時間早見表」を**表4**に示します。患者の投与量とボンベの残量から、どれだけの時間、酸素が投与できるのか、必ず確認してください。

●表4　酸素ボンベの使用可能時間早見表

圧力 kgf/cm²	140	130	120	110	100	90	80	70	60	50	40	30
MPa	14	13	12	11	10	9	8	7	6	5	4	3
0.5	760	706	652	598	544	488	434	380	326	272	216	162
1	380	353	326	299	272	244	217	190	163	136	108	81
2	190	176	163	149	136	122	108	95	81	68	54	40
3	126	117	108	99	90	81	72	63	54	45	36	27
4	95	88	81	74	68	61	54	47	40	34	27	20
5	76	70	65	59	54	48	43	38	32	27	21	16
6	63	58	54	49	45	40	36	31	27	22	18	13
7	54	50	46	42	38	34	31	27	23	19	15	11
8	47	44	40	37	34	30	27	23	20	17	13	10
9	42	39	36	33	30	27	24	21	18	15	12	9
10	38	35	32	29	27	24	21	19	16	13	10	8

左縦軸：酸素流量（L／分）

10 kgf/cm²＝1 MPa換算
【圧力（kgf/cm²）×3.4（L/分）×0.8（安全係数）】/ 酸素流量で算出　　　（単位：分）

| 使用可能時間が30分未満になったら、ボンベを交換しましょう |

使用可能時間　60分以上　30～59分　30分未満

2　使用中の患者の観察

　呼吸状態など患者の状態観察だけでなく、酸素が確実に投与されているのかを観察することが重要です。特に、ボンベを使用する場面は「移動」「搬送」など患者が動くことが前提です。移動中に酸素がはずれたり、流量が変わったりしないよう、そして酸素の残量が不足しないように、継続的に観察を行ってください（**図6**）。

●図6　酸素ボンベ使用中の観察

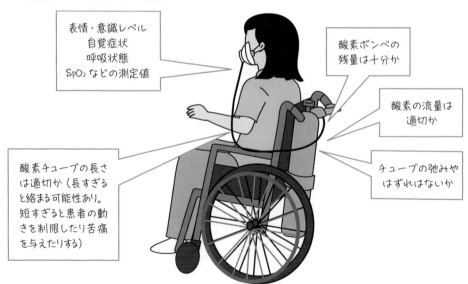

表情・意識レベル
自覚症状
呼吸状態
SpO₂などの測定値

酸素ボンベの
残量は十分か

酸素の流量は
適切か

チューブの弛みや
はずれはないか

酸素チューブの長さ
は適切か（長すぎる
と絡まる可能性あり。
短すぎると患者の動
きを制限したり苦痛
を与えたりする）

これを知りたい

人工気道への酸素療法はどうする？

　気管挿管チューブや気管切開カニュラなどへの酸素投与では「Tピース」「人工鼻」「気管切開用マスク」などを使用します（**図7**）。酸素投与にかかわる事故として、カニュラの上に直接酸素を接続してしまい、患者が息を吐けずに死亡した症例が報告されています。気道は酸素が行き来できる道でなければなりませんので、酸素を接続する際には、どこから酸素が入り、どこから患者が息を吐くのか必ず確認しましょう。間違った使用が行われた例をいくつか示します（**図8**）。

●図7　人工気道に使用する酸素投与のデバイス

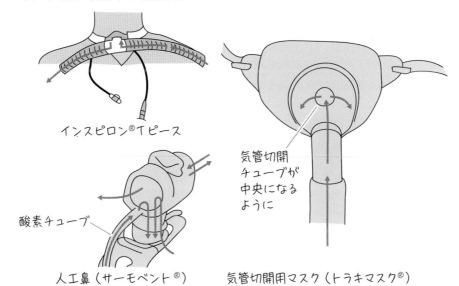

インスピロン®Tピース

酸素チューブ

人工鼻（サーモベント®）

気管切開チューブが中央になるように

気管切開用マスク（トラキマスク®）

●図8　間違った装着

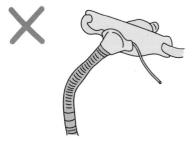

酸素の蛇腹やチューブを、直接つけてはいけません。息を吐くことができなくなります

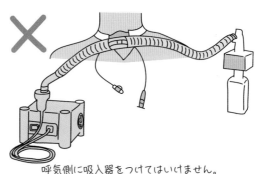

呼気側に吸入器をつけてはいけません。息を吐くことができなくなります

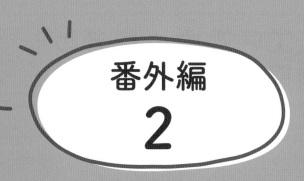

番外編
2

人工呼吸中の
患者がわかる
（機械で呼吸をモニターする）

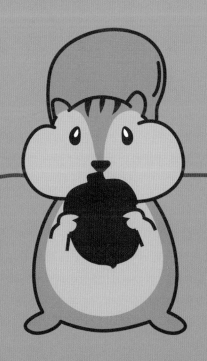

人工呼吸中の患者の病態生理がみえる

　ここまで、呼吸がわるくなるさまざまな病気を勉強してきましたが、それぞれとても重症になることがあります。さまざまな薬で治療を行いますが、それでもすぐにはよくならない場合が多いでしょう。呼吸の状態がより重篤になった場合、酸素療法を行うだけでは呼吸状態が十分に維持できなくなることがあります。そんな重篤な呼吸不全に対して用いる治療・管理が「人工呼吸管理」です。ここでは「人工呼吸」って何？の基礎を勉強しましょう。

A　人工呼吸器って何？

　「人工呼吸」というくらいですから、人工的に呼吸を行うことですよね。まずは「呼吸」とは何か復習しましょう。呼吸にはさまざまな要素があることをこれまでにも説明しました。吸い込まれた空気は肺で酸素を取り込み、血液循環に乗って全身の組織・細胞に送り出されます。人工呼吸はこのすべてを人工的に行うわけではありません。**主に人工呼吸でできるのは、一番はじめの「換気」の部分です。**

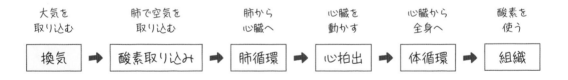

大気を 取り込む		肺で空気を 取り込む		肺から 心臓へ		心臓を 動かす		心臓から 全身へ		酸素を 使う
換気	➡	酸素取り込み	➡	肺循環	➡	心拍出	➡	体循環	➡	組織

　人工呼吸が人工的に身代わりになることができるのは、この「換気運動」の部分が主です。生理学的には、人は換気運動を行うために自分の筋肉を使います。呼吸で一番大事なのは横隔膜でしたよね。人工呼吸は非常に有効ですが、あくまでも呼吸の一部分を代用するのみです。人工呼吸でできることってほんの一部なんですよね。しかし、これまで勉強してきた呼吸が重篤な状態になっている患者では、すでにギリギリの呼吸を維持した状態になっていますので、**この一部の補助だけで非常に大きな効果が出る**ことがあります。

　そして、もう１つ重要な点は換気・呼吸運動を補助することで酸素の消費量を劇的に**減らすことができる**という点です。皆さんは自分の呼吸にどのくらいのエネルギーを使っているでしょうか？　静かな安静呼吸をしているうちは気づくことはないでしょう。では

意図的に一生懸命呼吸してください。過呼吸にならないようにペーパーバッグを使っても
いいですよ。これで10分間呼吸ができた方、いたらお疲れ様でした。大変な労力を消費
しましたよね。そういえば以前に「呼吸法ダイエット」なんていう本を出していたタレン
トもいましたよね。要するに、一生懸命呼吸をすると、かなりのエネルギーを消費してし
まうのです。

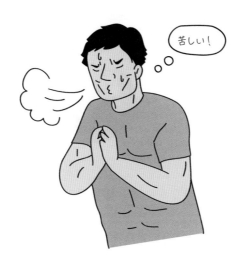

　さまざまな病気で呼吸が重篤になっている患者では、すでにアップアップの呼吸をして
いますから、かなりの酸素・エネルギーを呼吸で消費しています。ということは、このよ
うな患者では人工呼吸によって呼吸を代用することで、エネルギー消費を劇的に減らすこ
とができるのです。呼吸は酸素の需給バランスを保つことがとても大事なので、酸素消費
量を減らすことができれば、供給量を増やすまでもなく状態が安定します。

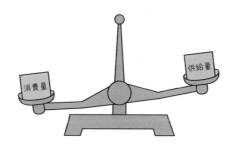

B 人工呼吸器にはどんなタイプがある？

　ではこの「人工換気」はどのように行うのでしょうか。人工呼吸には「体内式」と「体
外式」の2種類があります。「体内式」というのは、皆さんがよくご存じの挿管人工呼吸

を含む、肺に直接空気・酸素を押し込むことで「陽圧換気」を行う方法です。「体外式」はその逆ですね。患者の胸郭にキュイラスという特殊なものを装着し、直接胸郭を押したり引いたりすることで呼吸運動を補助します。現在では圧倒的に体内式のタイプが主流なので、目にする機会はまれですが、現在でも一部で使用されています。

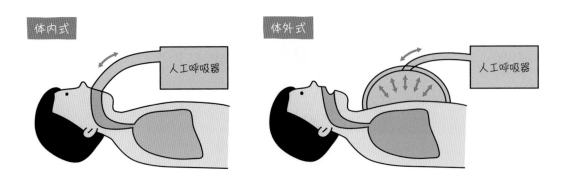

　体内式、つまり陽圧人工呼吸のなかには2種類のタイプがあります。それが侵襲的人工呼吸（挿管／気管切開人工呼吸）と非侵襲的人工呼吸です。侵襲的人工呼吸は、挿管チューブもしくは気管切開チューブのような管を体内に挿入して行う人工呼吸となります。体内に管を入れるため、そのぶんだけ患者にとって負担になりますし、適宜鎮静や鎮痛が必要となります。一方で、非侵襲的人工呼吸は挿管チューブなどの管は入れません。専用のマスクを顔面に密着させて行う陽圧換気療法となります。非侵襲的換気（noninvasive ventilation：NIV）とか非侵襲的陽圧換気（noninvasive positive pressure ventilation：NPPV）などと呼んだりします。管を入れずに人工呼吸を行いますので、患者の負担は少なく、多くの場合鎮静は必要としませんが、逆に患者がしっかりと協力してくれることが前提となります。

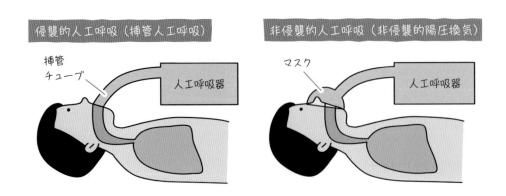

　ここでは侵襲的人工呼吸（挿管人工呼吸）を中心に説明します。

C 人工呼吸にはどんなモードがある？

人工呼吸にはさまざまなモードや設定があり、非常に難解です。本書はあくまでも「はじめてナース」向けなので、簡単なところだけ解説します。もっと勉強したい方はほかの書籍をおすすめします。

人工呼吸モードには見分けるためのいくつかのポイントがあります。そのなかで大事なのは、①どのような強制換気を入れるかと、②どのタイミングで強制換気を自発呼吸と合わせるかの2つです。

●換気モードの分類

どのような強制換気を入れるか 強制換気と自発呼吸の合わせ方	吸気の送り込み方	
	従量式換気（VCV）	従圧式換気（PCV）
補助/調節換気（A/C）	従量式-補助/調節換気（VC-A/C）	従圧式-補助/調節換気（PC-A/C）
同期式間欠的換気（SIMV）	従量式-同期式間欠的換気（VC-SIMV）	従圧式-同期式間欠的換気（PC-SIMV）
自発呼吸	持続陽圧呼吸（CPAP）	圧支持換気（PSV）

ポイント❶ どのような強制換気を入れるか

これが従量式換気（volume control ventilation：VCV）とか従圧式換気（pressure control ventilation：PCV）とか、圧支持換気（pressure support ventilation：PSV）などといったものです。VCVでは、あらかじめ決めておいた量の空気を決まった時間で押し込みます。気道内圧がどのようになるかは肺の硬さや気道の抵抗に左右されます。決まった量の換気を強制的に入れるため、肺の硬さや気道の分泌物などの具合によっては高い圧が必要となってしまうことがある、ということです。逆にPCVでは、決まった圧を決まった時間で押し込みます。一定時間の圧をかけるだけなので、どれだけ肺に空気が入るかは肺の硬さや気道の分泌物（気道抵抗）などの状態次第です。PSVは自発呼吸を行う際に決まったぶんの圧の追加を行う方式ですので、少し自発呼吸をサポートするだけの換気様式です。

ポイント❷ どのタイミングで強制換気を自発呼吸と合わせるか

　これが補助／調節換気（assist control：A/C）とか同期式間欠的換気（synchronized intermittent mandatory ventilation：SIMV）というものです。自発呼吸がない場合には双方ともまったく同じ様式ですが、自発呼吸が規定換気回数を超えて出てきた場合にそのすべてを強制換気と同じもので補助するのがA/Cであり、規定換気回数ぶんだけを補助するのがSIMVとなります。A/Cでは厳密に管理したい急性期に向いており、SIMVは認容性を重視する亜急性期から慢性期に向いています（ここではあまり詳しく説明しません）。

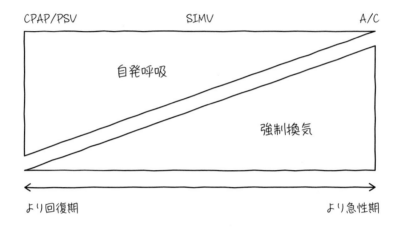

　さらにもう1つ人工呼吸器設定で知っておきたいのが、呼気終末陽圧（positive end expiratory pressure：PEEP）です。PEEPとは、人工呼吸中の息を吐いている間、呼気時も一定の圧をかけておくことです。息を吐くときに圧がかかるのは一見邪魔のように感じるかもしれませんが、肺を潰れにくくして酸素化を改善する効果があります。

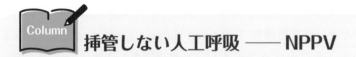

挿管しない人工呼吸 —— NPPV

　ここではNPPVの説明をします。NPPVは、気管挿管ではなくマスクを顔面に密着させて換気を行う人工呼吸です。
　NPPVでは、酸素は機械から回路・マスクを介して患者の肺に吸気として換気されます。吸った息は外に呼気として出されますが、これはマスクや回路につくられたリーク孔から外に放出される経路をとります。挿管による気道確保を行っていない点以外は、基本的には人工呼吸器と同様に換気補助を行い、適切な酸素濃度で酸素供給を行うことができます。挿管によるチューブ挿入を伴わないために、NPPV

では患者の苦痛も比較的少なく、必ずしも鎮静薬を必要とはしません。また着脱が容易であるため、離脱・再導入が簡単にでき、食事や会話など患者の日常生活を維持しながらの急性期人工呼吸が可能となります。一方で、意識障害のある患者など、気道確保として気管挿管が必要な患者には向いていません。鎮静を必要とするほどの重症患者や循環動態不安定な患者でも、気管挿管のほうが推奨されます。

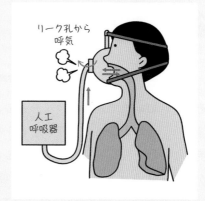

リーク孔から呼気

人工呼吸器

NPPV は疾患により得意・不得意がはっきりしている呼吸管理です。慢性閉塞性肺疾患（chronic obstructive pulmonary disease：COPD）や心不全（心原性肺水腫）のような NPPV の有効性が高い疾患では、積極的に NPPV を用いることで患者の死亡率を下げることが知られています。一方で、喘息や肺炎などでは十分な有効性は確立しておらず、NPPV を使うかどうかは症例ごとによって適応を判断する必要があります。

NPPV の有効性が高いとされる疾患	NPPV の有効性は確立していない疾患
COPD 増悪 心不全（心原性肺水腫） 免疫不全を背景とした急性呼吸不全 拘束性肺疾患の増悪（塵肺・肺結核後遺症など）	肺炎 急性呼吸促迫症候群（ARDS） 気管支喘息 間質性肺炎

なお、一般的に NPPV では PEEP のみを使用できる持続陽圧呼吸（continuous positive airway pressure：CPAP）のモードと、圧補助を行うモードの 2 種類のモードがあり、呼吸不全のタイプによって使い分けます。CO_2 貯留を伴わない I 型呼吸不全においては CPAP モードを主に使用し、CO_2 貯留を伴う II 型呼吸不全においては圧補助を行うモード（ST モードなど）を用います。

管理の実際においては、マスクを介した人工呼吸になりますので、患者の顔面に合ったマスクを適切に選択し、丁寧にマスクフィッティングを行うことが非常に重要です。また、起きている状態で行う陽圧人工呼吸になりますので、患者の理解や協力が必須であり、施行する場合には十分な説明のもと行うことが大切です。

2 グラフィックに強くなる

　それぞれの病態で人工呼吸器をどのように用いるかは各論にお任せしますが、ここでは総論的に、どのように人工呼吸患者をモニタリングするかを勉強しましょう。人工呼吸器を使うことは呼吸を人工的に補助することですが、同時に肺の中の状態をモニターすることができるようになります。人工呼吸器ではグラフィックとして「圧＝Pressure」「流量＝Flow」「容量＝Volume」の３つをモニタリングできるようになります。人工呼吸器からどのように空気が送り込まれるか、常にみておくことができるんですね。すると、どれだけの圧でどれだけ肺に入っていったか、もしくは、どれだけ押し込んだらどれだけ圧が上がったかがわかるようになります。それぞれのみかたを確認していきましょう。

A　グラフィックモニターって？

　まずは一般的な人工呼吸器のグラフィックモニター［従量式換気（volume control ventilation：VCV）の場合］をおみせします。なんだか３つの線が上がったり下がったりしているのがわかりますね。これがグラフィックモニターです。３つの項目の変化を持続的にモニターしています。上から順に「圧＝Pressure」「流量＝Flow」「容量＝Volume」ですね。それぞれ人工呼吸器によって空気を押し込むときの「圧の変化」、空気が出入りする「流量の変化」、肺の「大きさ（容量）の変化」の３つとなります。

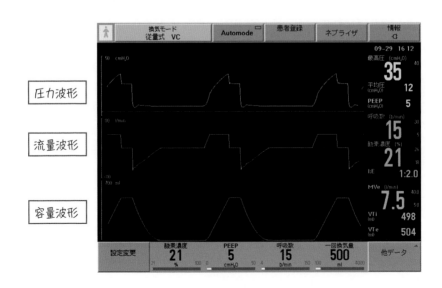

❶ 圧力波形

人工呼吸器は空気を押し込む呼吸器です。肺に空気が入るときは中の圧がぐっと上がります。なので、線が上がっているところが「吸気」を行っているところですね。この圧の上がり方で、今の肺の状態を推定することができます。

肺は空気の入る袋のような構造です。風船と思ってもらってもいいです。ここに決まった量の空気を押し込めば圧が上昇しますが、その圧の上昇具合は風船の硬さ次第で変わります。逆にいえば、圧の上がり方の程度で肺の硬さが想像できます。アドバンス編でいろいろみていただければと思いますが、さまざまな病態によって肺は硬くなったり軟らかくなったりします。人工呼吸器を使用している最中であれば、これをリアルタイムにみていくことが可能です。

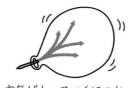

空気が入っていくにつれ
徐々に圧が上昇する

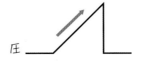

圧

また、圧の変化を考えるうえで、もう1つ考えておかなくてはいけない要素があります。まずはよく圧力波形をみてください。吸気時に圧が上がっているのはわかると思いますが、吸気時の波形がなんだかいびつな形をしているようにみえませんか？

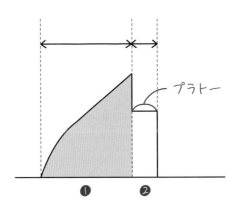

プラトー

❶　❷

単に空気を入れていけばだんだん圧が上がっていくなら、こんなへんてこな形にはなりませんよね。このへんてこな形は、❶と❷の2つの部分に分けることができます。❶は

三角形のように右斜めに上昇していく形をしていますが、②は平坦になっていますね。人工呼吸器で肺に空気を入れるとき、実は空気を入れた後に少し息を止めるタイミングがあるんですね。空気の流れが一瞬止まるため、圧が少し下がり、平坦になるタイミングがあります。これを「プラトー」といいます。

❷ 流量波形

今度は真ん中の「流量波形」をみてください。これは空気の流れを波形にしたものですが、上がるときは肺に空気が流れ込む「流量」が発生しているとき、下がるときは肺から空気が出てくる「流量」が発生しているときになります。ではどちらにも動いていないゼロのままのときは？　これが「息止め＝プラトー」なのです。

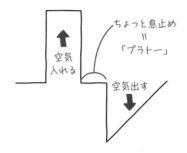

❸ 容量波形

最後に容量波形になりますが、これは圧や流量の結果、肺が膨らんだ大きさを示すものとなります。呼気の終了時には必ずゼロのところまで戻ることになっています。

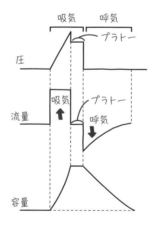

なお、ここまでVCVでのグラフィックモニターを解説してきましたが、モードが変われば別の波形になりますのでご注意ください。

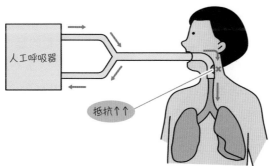

B 知っておきたいグラフィックモニターの異常

　人工呼吸中の異常は3つに分類できます。1つは「人工呼吸器の故障」です。これはもうどうしようもありません。すぐに機械を交換しましょう。もう1つは「肺の故障」ですね。病態の悪化や新たな合併症の出現です。たとえば、肺塞栓や気胸などが含まれるかもしれません。すぐに治療を考えましょう。ただし、この「機械の故障」と「肺の故障」は、グラフィックモニターだけで簡単にはみつけられないかもしれません。しっかり病態の把握をすることや機器のメンテナンスは重要ですが、ここはグラフィックのお話しですので、ちょっと置いておきます。

　残る1つは「回路・管の異常」です。さらにこの「回路・管の異常」には2とおりあります。「回路・管が詰まること」と「回路・管が漏れること」の2つです。これらの異常は非常にわかりやすく、グラフィックモニターでみることができますので覚えておきましょう。

異常の場所	タイプ	異常の例
機械		人工呼吸器の機械異常
肺		肺塞栓 肺水腫 気胸　　　など、さまざま
回路・管	回路・管が詰まること	痰詰まり 人工鼻の閉塞 回路の屈曲
	回路・管が漏れること	回路の破損 カフの破損 挿管チューブの位置異常

❶「回路・管が詰まること」

　たとえば、痰詰まりによる挿管チューブの閉塞・狭窄などといったトラブルは、比較的起こりやすいものとなります。その他にも、回路がどこかに挟まったり屈曲したりなど、看護師が日常的に出会う可能性のあるトラブルがこの「回路・管が詰まること」になります。たとえばこんな形ですね。

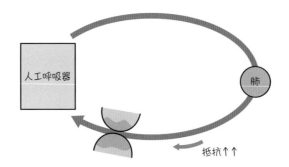

　模式図だとこのような形です。では、グラフィックではどのようなことがわかるのでしょうか？　模式図から考えると非常に簡単ですね。ほかに異常がなく、回路の途中でなんらかの理由で狭窄・閉塞が起こった場合、圧が上がってきます。「気道内圧上昇」ですね。きっとアラームが鳴っていることでしょう。グラフィックはこのように圧力波形をよくみましょう。最高気道内圧がぐっと上昇していると思われます。

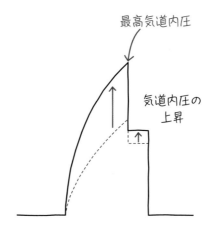

　ただし、従圧式換気（pressure control ventilation：PCV）の場合は圧が一定なので、換気量が低下することでみつけられます。

❷「回路・管が漏れること」

　もう１つは「空気漏れを起こすこと」ですね。これも比較的起こりうるトラブルです。回路の破損や挿管チューブのカフ漏れなどが代表的ですが、よくありがちなのがウォータートラップの部分の締め忘れなどです。これも看護師が比較的よく経験しやすいトラブルですね。絵にするとこのような形です。

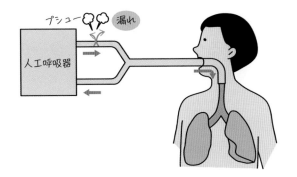

わかりやすく模式図で考えていきましょう。

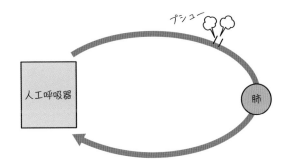

　では、グラフィックではどのようなことがわかるのでしょうか？　空気が漏れるため圧が下がってくる、というのも考えやすいのですが、そこまでは下がらないことが多いですし、下がったとしても波形に変化がなければわかりにくかったりします。では、どのようなところでわかるのでしょうか？　一番わかりやすいのは容量波形です。いったん肺に入った空気が人工呼吸器に戻ってくるのですが、漏れているために送り出した空気ぶんのすべては戻ってこず、どこかに行ってしまいます。容量波形では、いったん増えた換気量がもとの基線のところまでは戻らないのです。

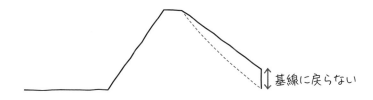

　このような波形になるのが「リーク波形」の特徴となります。

Column PCVにおけるグラフィックモニターのみかた

　グラフィックモニターを読むときに注意しなくてはいけないのが、モードによってグラフィックの正常波形が異なっていることです。ここまでVCVを中心に勉強してきましたが、ここからはPCVを通じて勉強してみましょう。

　まずはPCVの際のグラフィックモニターの正常波形をみてもらいます。

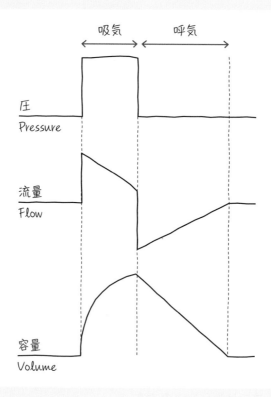

　どんなモードであったとしても、みているものは同じです。それぞれ「圧＝Pressure」「流量＝Flow」「容量＝Volume」の３つですね。なんとなく同じような雰囲気ですが、波形の形が微妙に異なります。まず圧力波形ですが、そもそもPCVなので、吸気は一定の圧が決まった時間だけかけられる形になります。このため、PCVの圧波形は長方形の形になります。一定の圧ですね。すべてがプラトーの状態になります。その結果、流量と容量の形が微妙に異なります。ここで考えなくてはいけないのが物理学です。ある一定の圧をかけ続けていれば徐々に肺は広がっていきますが、その程度は徐々に減っていきます。肺が大きくなればなるほど、だんだんはち切れてきて、膨らみにくくなっていきます。風船でも一緒で

すよね。ある一定のところまで大きくなっていくと、それ以上膨らますのはむずかしくなっていきます。通常はさらに圧を強くかけていくのですが、PCVでは一定の圧がかかるだけですので、だんだん膨らまなくなっていきます。このため、吸気の間は徐々に流量は低下していき、容量はだんだん横ばいになっていくのです。

　問題はトラブル発生時です。「リーク」についてはVCVのときと一緒です。入れたぶんの空気は一部リークしてしまえば戻ってきませんので、容量波形がもとに戻らない、いわゆる「リーク波形」というものになります。

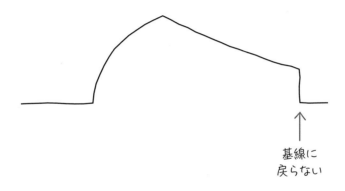

基線に
戻らない

　では、「閉塞/狭窄」についてはどうでしょうか？　圧力波形では変化はまったくわかりません。VCVのように気道内圧は上がらないからです。実際は波形で読み取るのはなかなかむずかしいのです。それよりは1回換気量の推移をみていき、もともとの換気量から減ってきた場合に、なんらかの閉塞や狭窄が起こっていることを疑わなくてはいけません。モニタリングとしてはちょっとむずかしいかもしれませんよね。どうしてもモニタリング能力としては、VCVよりもPCVのほうが劣ってしまう面があります。

3 トラブル対応に強くなる

A いろいろなアラームが鳴るけど、何が一番危険なアラームなの？

　アラームの種類は、大きく３つに分けられます（**図1**）。一般に、赤「緊急事態アラーム」→黄「救命的アラーム」→青「合併症予防アラーム」の順に緊急性が高いことが多いです。ただし、たとえば回路や気道の閉塞を示す合併症予防アラームであっても、閉塞範囲が大きい場合、あるいは突然発生した場合などは、著しい低酸素に陥ることもあります。臨床での緊急度は、患者の状態をアセスメントして判断しましょう。

●図1　危険を知らせる３つのアラーム

緊急事態アラーム	救命的アラーム	合併症予防アラーム
作動不良アラーム 電源供給アラーム ガス供給アラーム	気道内圧下限アラーム＊ 分時換気量下限アラーム 無呼吸アラーム	最高気道内圧アラーム＊＊ 呼吸回数上限アラーム 分時換気量上限アラーム
機械が壊れたかも!? 機械を確認してください	圧が下がっちゃった!? 空気が漏れているかも。 呼吸も確認してください	圧が上がっている!? どこか閉塞してないかな？ 呼吸も確認してください

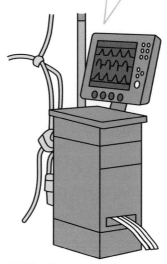

＊　低圧アラーム、低吸気圧アラーム、気道内圧低圧アラームなど
＊＊　高圧アラーム、最大吸気圧アラーム、気道内圧上限アラーム、回路内圧上限アラーム、過剰圧アラームなど

人工呼吸器の代表的なアラームと主な対応について、**表1**にまとめます。

●表1　アラームの原因と主な対応

アラーム	原因	対応
気道内圧下限アラーム 分時換気量下限アラーム	呼吸回路のはずれ（回路リーク） 気管内チューブの抜去 カフ圧の低下	回路のはずれの確認 呼吸回路中の漏れの是正 気管内チューブの位置の確認 アラーム設定値の確認
最高気道内圧アラーム	呼吸回路や気管内チューブの閉塞 ファイティング 緊張性気胸などの合併	気管吸引など、気道内分泌物の除去 回路の位置、屈曲、閉塞の有無、蛇管内の水の貯留の有無 アラーム設定値の確認
1回換気量下限アラーム	呼吸回路の接続部からのリーク、呼吸回路のリーク、気管内チューブカフからのリーク、1回換気量の誤設定	各回路接続部のリークチェック（破損回路があればすぐに交換） 気管内チューブカフ圧（場合によってはチューブ交換する）、1回換気量の設定
分時換気量上限アラーム	患者の呼吸回数増加、リークによる間違ったトリガ、トリガ感度の上げすぎ	呼吸数や1回換気量の設定、患者の呼吸数（鎮静や換気モードを検討）
無呼吸アラーム	トリガ感度の低下、自発呼吸の減少、無呼吸 チューブや回路のリーク、または閉塞	人工呼吸器の呼吸回数・トリガ感度の設定、気管内チューブの閉塞、屈曲・抜去の有無、胸部挙上の確認
呼吸数増加アラーム	トリガ感度の上げすぎ、患者の呼吸回数の増加	トリガ感度、ファイティングやバッキングの有無

 Column **ファイティングとバッキングは違うの？**

　ファイティングとは、人工呼吸器による調節呼吸と自発呼吸が合わず、ぶつかり合ってしまう状態のことです。患者の症状緩和や鎮静、人工呼吸器の設定変更など医学的な対応が必要になります。バッキングとは、分泌物や気管チューブによる刺激などによって、患者が咳き込む状態です。バッキングは、分泌物を除去したり、チューブの固定を確実にしたり、ケアによって改善できます。

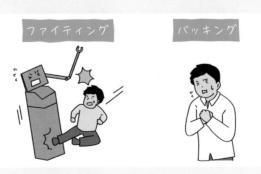

ファイティング　　　バッキング

❶ 基本的な対応の手順

すべてのアラームに共通する対応の手順を確認しましょう（**図2**）。

アラーム別の対応の詳細は、C～Eの項を確認してください。

●図2　アラーム対応のキホン

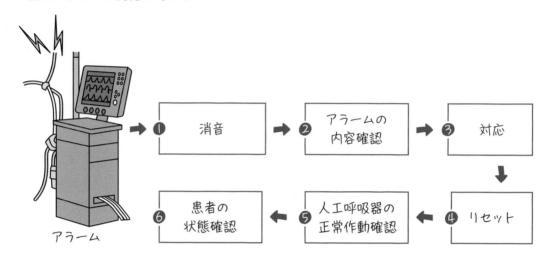

アラームを消音したら、2分程度同じアラームが鳴らなくなってしまいます（消音される時間は機種により異なります）。消音されている間は異常を感知することができなくなってしまいますので、原因を除去したら必ずアラームをリセットしましょう。

❷ アラームの原因は3つ！

アラームの原因は、3つに分かれます。A. 患者側の問題、B. 回路～機械側の問題、C. 設定の問題です。

アラームの原因が患者側の問題か、回路～機械側の問題かを判断する際、患者から呼吸器までを順に確認することで、すぐに問題を発見できることもありますが、どこに問題があるのかすぐにはわからないこともあります。このような場合には、人工呼吸器を患者からはずして確認します。患者はバッグバルブマスク（bag valve mask：BVM）などを使って用手換気に切り替え、人工呼吸器にはテストバッグをつけます（**図3**）。

用手換気で患者の呼吸やSpO$_2$が安定したら、あるいはテストバッグをつけた人工呼吸器が正常に作動しなければ、機械側の問題であると判断できます。逆に、テストバッグをつけた人工呼吸器が正常に作動し、用手換気による患者の改善が認められなければ、患者側の問題が予測されます。

●図3　アラームの3つの原因

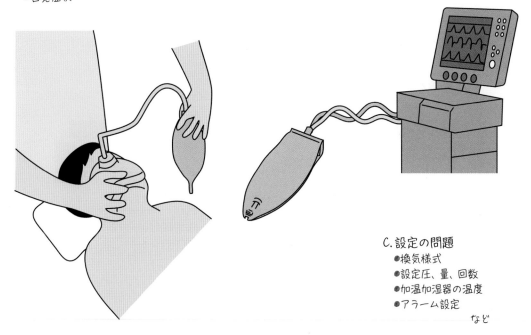

A.患者側の問題
- ●挿管チューブの閉塞、破損
- ●カフ圧、破損
- ●意識レベル
- ●呼吸数、呼吸音、胸郭挙上
- ●自覚症状

B.回路～機械側の問題
（患者側から順に確認）
- ●閉塞や漏れ、接続部の弛み
- ●回路内の水
- ●痰による汚染

C.設定の問題
- ●換気様式
- ●設定圧、量、回数
- ●加温加湿器の温度
- ●アラーム設定

　　　　　　　　　　　など

　設定の問題は、患者の病態と呼吸状態、グラフィックなどをみながら、医師や臨床工学技士とともに評価し、調整します。

❸ アラーム対応した後の「アセスメント」が大事！

　アラーム対応をした後、ついそのまま退室してしまいがちですが、必ず「正常作動」であることをアセスメントしてから退室しましょう。

　人工呼吸器の作動を確認する際には、必ず患者の状態も併せてアセスメントします。これにより、思わぬヒヤリハットや事故を防ぐことができます。

- ・人工呼吸器の送気に合わせて、患者の胸郭はしっかり上がっていますか？
- ・呼吸音は問題ないですか？
- ・SpO_2 は低下していませんか？
- ・同じアラームが再び鳴っていませんか？

　対応したつもりでも、患者の呼吸状態が改善しなかったり、同じアラームが再び鳴ったりする場合には「解決していない」と判断して、すみやかにスタッフコールをしましょう！

C 緊急事態アラーム!? 何が起こっている、どう対応する?

❶ アラームの意味と対応

　緊急事態アラームは「電源・ガス・作動」に関するアラームです。これらのアラームでは、機械本体のトラブルや、配管・電源の接続不良などの原因が考えられます。アラーム直後に急に人工呼吸器が止まってしまうこともありますので、すみやかに対応しましょう!

　対応の手順を**図4**に示します。

●図4　緊急事態アラームの対応手順

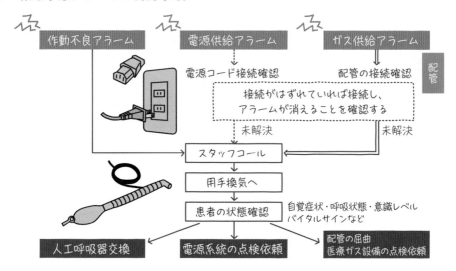

❷ アラームの原因がよくわからない!?

　時に、原因のわからないアラームに出会うことがあります。最終的には、「機器の異常」「患者の状態変化」といった予測のもとに、機械を交換したり設定を変更したりすることが多いです。「アラームの原因がわからない」と思ったら、迷わず**スタッフコール**しましょう。複数のスタッフで検討したほうが答えに早く近づけるでしょうし、もし患者の状態が変化しても十分な対応ができます。

D 救命的アラーム!? 何が起こっている、どう対応する?

❶ アラームの意味と対応

　救命的アラームは、呼吸回路内圧の低下や換気量の低下など、「低下（不足）」を知らせるアラームです。人工呼吸器において換気量や圧が低下することは、患者へ十分な空気が送られていない（十分な換気ができていない）ことを示しますので、救命のためにもすぐ

に対応しましょう。特に、事故抜管などの場合には、対応の遅れが低酸素脳症などの重篤な事態につながることもありますので、注意が必要です。救命的アラームの対応手順を**図5**に示します。

●**図5　救命的アラームの対応手順**

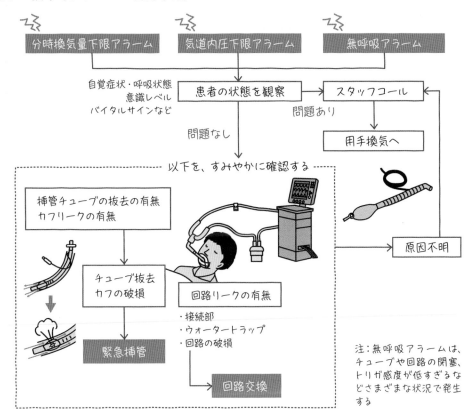

❷ 緊急挿管の必要性を判断する

挿管チューブやカフが破損していたり抜けたりした場合、ただちにチューブの入れ替えや再挿管が必要になります。なかには非侵襲的陽圧換気（noninvasive positive pressure ventilation：NPPV）や酸素療法に移行する患者もいますが、大事なことは入れ替えや再挿管の必要性を判断し、すみやかに準備を行うことです。

観察では、正常に人工呼吸器が作動していた状態（換気量などの測定値や患者の呼吸状態、SpO_2値など）と現在の状態を比較します。差が大きいほど緊急性が高いとアセスメントできます。

Column

人工呼吸器患者の安全管理では、環境整備が大事！

　人工呼吸器装着患者のベッドサイドには、必ず酸素の流量計とジャクソンリース（または BVM）を準備しましょう。人工呼吸器の故障、予定外抜管などの事故、気胸や無気肺、食道挿管や片肺挿管などの評価を行う際には必ず使います。

E　合併症予防アラーム !?　何が起こっている、どう対応する？

　合併症予防アラームは、気道内圧の上昇や分時換気量の上昇など、「上昇（過剰）」を知らせるアラームです。気道や回路が閉塞して圧が上がった場合、人工呼吸器は上がりすぎた圧を逃がします。その結果、患者に送気する予定の量を送ることができなくなり、患者は低換気になってしまうことがあるので注意しましょう。

　合併症予防アラームへの対応を図6に示します。

●図6　合併症予防アラームの対応と手順

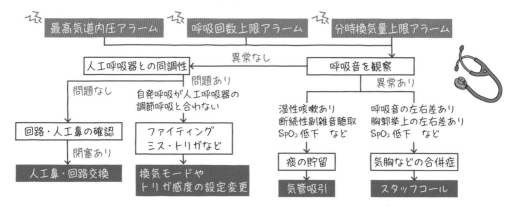

Column

人工鼻と加湿器、一緒につけたらダメなの？

　人工鼻も加湿器も、患者の吸気を加湿するために使います。人工鼻は、患者が吐いた息の水分と熱を、患者が吸うときの空気に戻して加湿します。人工鼻と加湿器を一緒に使うと、過度の水蒸気により人工鼻が目詰まり（閉塞）してしまい、換気ができなくなることがあります。絶対に一緒につけてはいけません。

索引

◇著者紹介◇

濱本　実也　はまもと　みや　［公立陶生病院救急部集中治療室　看護師長］

1994 年　日本赤十字社和歌山医療センター
1997 年　公立陶生病院
2004 年　集中ケア認定看護師取得
2008 年　公立陶生病院救急部集中治療室　看護師長
2012 年　愛知県立大学大学院看護学研究科看護学専攻博士前期課程　修了

＜所属学会＞日本クリティカルケア看護学会（理事）、日本集中治療医学会（理事会補佐、看護教育委員会委員長など）、日本呼吸療法医学会（チーム医療推進委員会委員、安全対策・危機管理委員会委員など）

＜著書＞『夜勤のドクターコール』（共著、日総研出版）、『クリティカルケア看護学（第 1 版）』（共著、医学書院）、『先輩ナースが伝授　みえる身につく好きになる　アセスメントの「ミカタ」』（編著、メディカ出版）、『クリティカルケア実践の根拠』（共編、照林社）、『誰でもわかる NPPV』（編集、照林社）、『早期リハビリテーションの実践』（共著、メジカルビュー社）など

横山　俊樹　よこやま　としき　［公立陶生病院呼吸器・アレルギー疾患内科　部長／救急部集中治療室　室長］

2002 年　信州大学医学部　卒業
2002 年　公立陶生病院　臨床研修医
2004 年　公立陶生病院呼吸器・アレルギー内科　専攻医
2007 年　信州大学医学部内科学第一講座　医員
2011 年　信州大学医学部内科学第一講座　助教
2013 年　公立陶生病院呼吸器・アレルギー疾患内科　部長
2014 年　公立陶生病院呼吸サポートチーム　委員長
2015 年　公立陶生病院救急部集中治療室兼任
2018 年　公立陶生病院救急部集中治療室　室長

＜所属学会＞日本内科学会（総合内科専門医・指導医、JMECC インストラクター）、日本呼吸器学会（呼吸器専門医・指導医）、日本集中治療医学会（集中治療専門医）、日本呼吸ケア・リハビリテーション学会（代議員、上級呼吸ケア指導士、呼吸ケア指導士スキルアップセミナー実行委員、呼吸ケア指導士認定委員会委員）、日本呼吸療法医学会（呼吸療法専門医、代議員、チーム医療推進委員会委員長）

＜その他＞『みんなの呼吸器　Respica』（メディカ出版）編集委員

はじめてナースの呼吸アセスメント BOOK
　　　—イラストで呼吸生理の基礎からみえる！つながる！強くなる！

2021 年 11 月 15 日　　発行	著　者　濱本実也，横山俊樹 発行者　小立健太 発行所　株式会社 南 江 堂 ☎ 113-8410 東京都文京区本郷三丁目 42 番 6 号 ☎ (出版)03-3811-7189　(営業)03-3811-7239 ホームページ https://www.nankodo.co.jp/ 印刷・製本　シナノ書籍印刷 組版・デザイン　アスラン編集スタジオ

Respiratory Assessment Book for Beginning Nurses
© Nankodo Co., Ltd., 2021

定価はカバーに表示してあります．
落丁・乱丁の場合はお取り替えいたします．
ご意見・お問い合わせはホームページまでお寄せください．

Printed and Bound in Japan
ISBN978-4-524-24999-2

本書の無断複写を禁じます．

JCOPY〈出版者著作権管理機構　委託出版物〉
本書の無断複写は，著作権法上での例外を除き，禁じられています．複写される場合は，そのつど事前に，出版者著作権管理機構（TEL 03-5244-5088，FAX 03-5244-5089，e-mail: info@jcopy.or.jp）の許諾を得てください．

本書をスキャン，デジタルデータ化するなどの複製を無許諾で行う行為は，著作権法上での限られた例外（「私的使用のための複製」など）を除き禁じられています．大学，病院，企業などにおいて，内部的に業務上使用する目的で上記の行為を行うことは私的使用には該当せず違法です．また私的使用のためであっても，代行業者等の第三者に依頼して上記の行為を行うことは違法です．